JN124711

学校作業療法
ガイドブック

編集

仲間知穂・友利幸之介

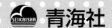 青海社

書籍化に寄せて

　本書『学校作業療法ガイドブック』は，2021年に発刊した「臨床作業療法NOVA」18巻3号『学校作業療法−実践ガイド』を書籍化したものです。発刊からわずか3年足らずですが。多くの方々より書籍化の要望が寄せられたことから，今節，書籍として刊行されたものです。

　そもそも学校教育の現場では，教員の業務負担増加が大きな問題となっていますが，その背景として，特別な支援を要する児童・生徒の増加，いじめや不登校，子どもの貧困など，さまざまな社会的背景が影響しています。

　このような児童の支援には，外部専門家との連携が推奨されており，その中に作業療法士の役割があげられています。通常の作業療法士としてのスキルに加えて，教育業界の理解や，教員や学校との連携など，さまざまな技術が要求される学校作業療法は，社会的に普及が望まれており，対応の輪を広げることが大切となっています。

　学校作業療法は，作業を通して子どもが自分の力をうまく発揮し，環境を活用しながら遂行できるようになることを目標としています。作業療法士が行うべき，学校の文化やシステムを把握し，必要な技術を用いてその目標に合わせた実践を解説しています。そして，教員や保護者が，生活の実現に向けて主体的に関われるための情報共有をはじめとするコンサルテーションについてまとめられており，学校における作業療法士による評価や分析などの基礎を理解し，学校作業療法を学ぶテキストとなっています。

　そこで本書は，「第I章　学校教育に作業療法士が関わる意義」「第II章　学校作業療法に必要な技術」「第III章　学校作業療法の支援例」の3つの章から構成されており，作業療法士が学校作業療法として，どのように関わるかについて，その現状および今後について具体例を交えて提言しています。

　2024年4月

青海社　書籍編集部

序　文

　私が学校作業療法に携わるようになったのは，長男が幼稚園のころ集団に馴染めないことがあり，「病院で検査を受けてください」「お母さん，問題の重大さが分かっていますか」と学校の先生に問い詰められたことがきっかけでした。たまたま周囲に同じ経験のある保護者がいたこともあり，教育には作業療法の視点が必要だ！という（妄想にも近い）使命感を感じ，気づいたら学校の門を叩いていました。

　しかし，いくら作業療法の説明をしても，先生からはまったく相手にされませんでした。職員室の隅に1人座り続ける日々。それでも辛抱強く通い続けていると，ある校長先生が気遣って話しかけてくださりました。その中で，

　「先生が自信をもって教育ができれば，障害の有無にかかわらず，すべての子どもたちは必ず元気に育つ」

というお言葉をいただいたときに，それまでの謎が一気に解けました。子どもの「障害」や「問題」によって見えにくくなっているものの，答えはすでに先生の中にあり，作業療法は先生がその答えに気づくお手伝いをするのだと。それから私は，先生がたの教育に対する思いを具現化する支援，つまり「届けたい教育」が自分の支援の軸となりました。すべての先生が，自分なりの素晴らしいプランをもっています。そう信じることが学校作業療法の基本である，と今は確信を持っていえます。

　さて，わが国において学校教育に携わる作業療法士（OT）の数は全体の0.1%以下とかなり希少です。0.1%以下ということは，周囲に指導してくれる人も，実践例も，研修会も，すべてにおいて学ぶ機会が少なく，全国各地において手探りで実践されている状況といえます。今回，このような状況をどうにか解決していきたいという思いに賛同いただき，全国で先駆的な取り組みを実践されている先生がたにご執筆いただきました。この場を借りて，感謝申し上げます。また出版の機会をいただいた青海社の工藤良治様にも感謝申し上げたいと思います。

　多くの方のご協力を得て，本誌には学校作業療法を実践するための多くのヒントを集約することができました。1人でも多くの子どもや教員，保護者，そして作業療法士が笑顔につながればこれ以上の幸せはありません。

2021年8月　　　　　　　　　　　（YUIMAWARU（株）作業療法士）仲間知穂

学校作業療法ガイドブック

編集　仲間知穂・友利幸之介

第Ⅰ章　学校教育に作業療法士が関わる意義

第Ⅱ章　学校作業療法に必要な技術

第Ⅲ章　学校作業療法の支援例

第Ⅰ章

学校教育に作業療法士が
関わる意義

1 学校作業療法とは

酒井 康年 (うめだ・あけぼの学園 作業療法士)

学校を理解して支援ができる作業療法士

本号のテーマは,学校作業療法士である。近年,特別支援教育に携わる作業療法士(以下,OT)の活動を,学校作業療法士という名称で呼ぶことがにわかに増えてきている。学校作業療法士とは何かを整理することが,本稿で求められる役割である。

後半では,なぜOTが特別支援教育に関わりをもとうとするのか,OTが関与することの利点を確認したい。

日本作業療法士協会による取り組み

日本作業療法士協会(以下,OT協会)では,2016年に協会誌において,「学校を理解して支援できる作業療法士」を紹介した[1]。その際に略称として学校作業療法士との呼び方を紹介している。協会誌では,その考え方の紹介と提案を行っている。筆者は,OT協会における担当理事として,この考え方の構築に携わってきた。学校作業療法士の特徴を次のように整理している。

○継続的・安定的な雇用
○障害種別や学校種別に縛られない関与の実現

○教員による学校教育の充実に向けた関与

学校作業療法士の紹介と提案を行った目的は,以下の理由による。

日本において特別支援教育が始まったのが2007年である。先駆的なOTは,それ以前の特殊教育の時代から関わりをもっており,実践が蓄積されてきていた。特別支援教育が開始になり,さらにその実践は広がりが見られた。OT協会でもその動向を把握し,次の展開につなげる必要性を感じていた。

そこで,先駆的に取り組みを行っているOTに集まってもらい,ヒヤリングを行ったところ,多様な実践が共有され,多くの成果が蓄積されていることが確認された。その席上でOT協会に対して出された要望の1つが,協会がどういったスタイルを目指すのか指針となるものを示してほしいということであった。このことをきっかけとして,関わり方を整理し,活動の方向を定めるためにも,協会としての方向性を示すこととした。結果,形となったものが,本稿で紹介する学校作業療法士モデルである。

OT協会においては,その後,実際に学校を理解して支援に携わることができるOTの育成をすすめる活動にも着手した。育成には,研修が必要であるので,研修カリキュラムを構築し,全国の士会で開催ができるように,教材を用意した。同時に,OT協会のマニュアルも更新し,研修の内容とリンクするものとした。研修会は,理論を学ぶ基礎編と,実際の学校支援で要求される技術を学ぶ実践編

1881-6339/21/¥400/論文/JCOPY

とに分かれている。

なぜ学校を理解して支援する必要があるのか

OT協会において，単に学校や先生を支援するだけでなく，わざわざ「学校を理解して支援ができる」とした理由を確認してみたい。

前述のように，特別支援教育が開始される以前から，OTは各地で学校教育活動に関わってきていた。特別支援教育の開始とともに，その数は増えていった。増えていくと同時に，トラブルも耳にするようになった。以前からあったのかもしれないが，よく耳にするようになったのは，全体の数が増えたからかもしれない。トラブルになっている内容を聞くと，多くの場合，OTに悪気はなく関わっているのだが，学校や先生の琴線に触れていることが見えてきた。意図的ではなく，気づかずに琴線に触れてしまっていたのである。

たとえば，地域の小学校通常学級での過ごしを支援するために，セラピールームにおいて個別作業療法場面で行うようなアクティビティを紹介していたり，学校で行っている授業活動を一方的に非難するようなことである。特に，授業場面を見て，本人の力にマッチしていないとか，もっとよい方法があるとか，指導方法がよくないとかの直接的な指摘を行うようなこともあったと聞いている。

対象となる子どものためを思い，少しでもよくなるようにという願いで考え，提案をしたはずなのだが，それが学校からは受け入れられなかったのである。なぜなのだろうか。

◎マンツーマンであれば，実施できるかもしれないが，複数の，通常学級であれば30人前後の子どもを担当しながらでは実践できない内容が提案された。

◎通常の授業を行っているなかでは実現できない，結果として授業の妨害になるような内容が提案された。

◎授業で行われている内容に対する理解がまったくない立場から，授業内容への批判がなされ，あまりにも的外れな発言であった。

◎それまで先生方がみんなで検討し，試行錯誤してきた取り組みを，少し見ただけで批判的に解釈し，一方的に変更点の提案がなされた。

以上のようなエピソードが寄せられた。共通するのは，

・授業を含めた学校での活動への理解が乏しい
・授業内容の理解が乏しい
・学校での取り組みの経過を理解しようとしない
・学校および教員の専門性の尊重が乏しい

といったことがあったものと推測される。

学校で行われている授業活動は，OTから見たときには，それほど珍しいことをしているようには見えないのではないだろうか。OT自身が基本的には学校生活を送ってきたであろうし，自分自身が経験してきたことである。算数や国語など，学習内容も小学校低学年であれば難しくはないだろう。OT自身に子どもがいて，もしくは弟や妹がいて勉強をみることもあり，実際にわかってもらえることもあるだろう。作業療法を提供するときに学習支援を行うことすらあるだろう。学校で行われていることは，OTから見たときにいっさい特別に見えず，むしろ親和性をもって見えたり，さらにはOTにもできるように感じたりすることはないだろうか。子どもが勉強することは，一般の大人であり，かつOTであるわれわれにとってみると，特別なものではなく，見慣れたものに感じられることだろう。しかし，実はその中身は，まったく異なるものなのである。われわれが自分の子どもの算数の宿題をみてやることと，学校で教諭として先生たちが算数を教えることの間には，大きな差があるのである。

逆の立場で考えてもらいたい。OTが個別で支援提供を行っている場面で，ブランコに乗って遊んでいるとする。学生が見学に来て，「なんだ，ブランコに乗って遊んでいるだけですね。公園で僕が遊んであげていることと同じですね」と言われたら，その学生にどう回答するか。優しく丁寧に，

作業とは何か，作業遂行とは何か，作業遂行を支援するとは何か，活動と参加とをどう考えるか，などなど，「ブランコで遊ぶ」ことに込められている作業療法的視点を解説するのではないだろうか。このように「ブランコで遊ぶ」ことの外見だけをとらえると，公園で一般の人が遊んであげていることと，OTがセラピーとして提供していることとの間に，差は大きくないように見えるかもしれないが，その内容はまったく異なるものである。

先に紹介した学校の先生の場合も，これとまったく同じである。「足し算をする」という外見だけとらえると，家で宿題として行っているものと，学校で先生が授業として行っていることとの間には，たいした違いがないようにみえるかもしれないが，似て非なる大きな違いがあるのである。OTが，「ブランコで遊ぶ」ということを作業の成り立ちや，occupationという概念，フローという概念，作業遂行困難，参加への障壁などの観点から理解し関わりをもっていきたいのとまったく同じように，学校の先生方は「足し算」を今日，この時間で教えるために，その成り立ちや，計画性，学術的背景のなかから定めていきたいはずなのである。

このように，作業療法と特別支援教育は，似ているように見える部分があるかもしれないが，生まれも，育ちも，目指すものもまったく異なる異文化同志なのである。作業療法と特別支援教育が連携することは，異文化交流が大前提となるのである。異文化同士の交流を進めるうえで大切なことは，何よりも相手の文化の尊重と相手の文化へのリスペクト，相手の文化を知り，理解しようとする姿勢ではないだろうか。だからこそ，「学校を理解して支援ができる」ことが求められるのである。

ときに「学校は独特」という表現を聞くことがある。否定的な意味合いで使われることが多いかもしれない。しかし，これは当然であるともいえる。ただし，独特なのは学校だけではない。医療こそ，相当に独特で，敷居が高い。他領域から医療にアプローチするのは，なかなかに気を遣っている。いやいや福祉だって独特といわれる。つまり，そ

れぞれの領域は，それぞれの領域が，それぞれに独特というか独自の文化と価値観を有しているのである。これは当然である。成り立ちも目指すものも異なるのだから。同じなのであれば，複数の領域がある必要はない。必要があるから，新たな職種が作られ，性格や専門性が差別化された。独特の文化が形成され，一つの専門領域として成り立ってきたのである。

作業療法と特別支援教育，それは異文化交流であり，違いがあって当たり前なのである。だからこそ，相互に相手に対するリスペクトと理解しようという姿勢をもち，連携することが求められる。

OTが特別支援教育に関わる際にどんな方法があるのか

実際にOTが，特別支援教育や学校教育活動に関わるにはどんな方法があるのか，その一部をみていく。

1. 学校の職員（教員）になる

学校の職員として採用されるためには，教員免許状をもっている必要がある。OTと教員のダブルライセンスとなれば，教員採用試験を受けて，教員になることができる。この場合，教員免許を取得するのに時間的・金銭的負担はとても大きいが，正式な教員として採用される。

特別支援学校教員資格認定試験を受ける方法もある。これは社会一般に人材を求め，教員の確保を図るためのもので，通常の教員養成を受けていなくても，教員として必要な資質，能力を有すると認められた場合に教員となれるための方法である。視覚障害教育，聴覚障害教育，言語障害教育，肢体不自由教育の4種目に分かれていて，合格すると該当種目の特別支援学校自立活動教諭の一種免許状を得ることができる。作業療法士もこの試験を受けることができ，一般の教員免許状を取

得することに比べれば，負担は少ない。しかし，採用にあたっては，免許状に該当する学校のみに配属される。基本的には担任をもつことはできない。

2. 外部の専門家として関わる

全国的にみたときには，このスタイルで関わりをもっていることが圧倒的に多いだろう。契約方法は多岐にわたり，非常勤契約や講師としての契約，業務委託などそれぞれである。また予算の名目も非常に幅広い。

特徴としては，予算規模に応じて実施できるので，とっかかりとしてはつくりやすいし，お試しのような形で始めることができる。学校教育活動に対して，単発の関わりだと限定的な関わりになるところが，デメリットといえる。予算規模に左右されてしまったり，継続性が担保できるかが不安定であることなどもデメリットである。

3. 教育委員会の職員として関わる

全国的にみたときに，多くはないが，教育委員会で採用されているOTがいる。教育委員会として学校に関わっていくことになる。教育委員会は，学校にとっては"身内"なので，学校の内部に入り込むことができることがメリットである。

4. 子どもの関係者（担当者）として関わる

自分が担当している子どもの担当者として，連携をしていく方法もある。情報交換や学校見学などを通じて交流をすることである。

5. 研修会・研究会の講師として関わる

学校や教育委員会側から依頼される研修会・研究会の講師として関わること。関われる場面は限定的であるが，時間をとって，構造的に話をすることができる機会をもてるのはメリットである。子

どもたちに直接会うことや，個別的な関わりをもつことはできず，実際的に関われないことが多い。その他に，大学の研究活動の一部として，ボランティアとして，などいくつかの選択肢がある。自治体によって，多様な予算措置が行われており，さまざまなバリエーションがあるので，各地域で確認してみるとよいだろう。

6. アメリカのスクールOTと同じ働きができるか？

アメリカで行われている学校に常駐してOTとして介入するスクールOTと，日本の特別支援教育において関わる学校作業療法との相違点が話題になることがある。

筆者は，アメリカでのOTの活躍を見学したことはある。制度的に正確に記すことができないので，その相違点を厳密に説明することができないが，大きく制度が異なることは理解をしてもらいたい。日本の場合は，学校教育において教育を担うことができるのは教員だけであると法律で決められている[2]。いかにOTが作業療法における専門性が高く，作業療法としては一流の実践ができたとしても，教員になれるわけではない。あくまでOTであり，教員としては無免許である。したがって，無免許の者が，勝手に授業を行ってしまえば，法律違反になるということである。先に実践の場においても似て非なるものであるという説明も行った。実践としても制度としても，簡単には乗り越えることができない線があることをぜひ理解をしてほしい。

1～5にあげた実例は，各地で行われている例であるが，この制度的背景を踏まえて模索された実践の結果である。また，先に紹介している学校OTというアイデアについても，この日本の教育制度における位置づけを考慮し議論を重ねてきていることを理解していただきたい。そういった制度を無視し，学校にOTを常勤として配置すべきだという意見もあるが，あまりに浅はかな意見であるとみなされるであろう。

もう1点付け加えておくことは，日本における学校教育制度の利点と課題の両面をとらえることが重要と考えていることである。特別支援教育に携わるOTたちのなかには，支援を必要とする子どもに適切な状況が得られないために，日本の教育全体がだめだという意見を抱いている人がいるかもしれない。教育行政全体像を把握せずに，そのように結論することも，とても稚拙なものである。現在の日本における教育制度は第二次世界大戦までの日本の在り方の反省のうえで作られてきた制度であり，まがりなりにも一定程度の繁栄が得られている現在の日本の状況のバックボーンの一端を担ってきたはずである。批判的な検討は不可欠であるので，異論をはさむべきでないということではない。見えている課題は，どの範囲の課題であるのかを1人ひとりが丁寧に見極めてもらいたい。

特別支援教育にOTが関わる利点

われわれOTが関わることの利点としては，次の点を挙げておきたい。これらは私たちの強みになる点である。自分の特徴を把握しておくことは，実践を蓄積するうえで重要なことである。作業療法におけるUse of selfの実現のためである。

◎作業療法とは，作業に焦点を当てた支援技法である[3]。

◎作業遂行に焦点化してアプローチをする。特に学校生活において，対象となる子どもの診断がどうであるかではなく，どんな生活が実現できているかに焦点を当てて検討することができる。Ⅱ章の仲間氏の論文を参照してほしい。

◎作業遂行をとらえるときにP-E-Oモデルをもっている。一般に氷山モデルに基づく行動理解などが紹介されており，そのなかで本人と環境との相互作用に着目していることもある。しかし，OTの優位点は，その相互作用を構成する要因として作業を加えている点である。要因が2つから3つに増えていることにより，より複雑な相互作用を理解し，とらえることができるようになっている。特に作業という観点をもっていることは，職種としての独自性を際立たせている。

◎作業occupationに対する理解。作業科学に代表される作業を理解し，作業の力を支援に活用しようとする視点は作業療法のオリジナルである。作業科学は，「作業療法において「作業遂行を支援する」という独自性を豊かな知識によって支え，さらに実践に活用できる新しいアイディアを提供する役割を担っている」[4]

◎全体のマネジメントするスキルを有している。生活行為向上マネジメント（management tool for daily life performance；MTDLP）の観点が重要である。MTDLPでは，いつ・どこで・誰が・何を支援するかを整理し，本人および関係者の役割分担を明確にするものである。学校生活のように多くの人が関わる場面（Ⅱ章-7　多職種連携参照）においては，まさに全体のマネジメントを視野に入れて提案をしていくことが有効である。

◎対象となり，関わる人たちの価値観や行動及びその相互作用を理解し，課題抽出を行い，解決案を検討するための広範囲な知識基盤と理論的背景を有している（Ⅱ章-3　作業遂行分析を参照）

◎医学的知識（解剖学，生理学，運動学，神経学，高次脳機能等）以外にも，心理学，認知心理学，社会学，比較文化，運動発達，感覚統合理論等の知識を有している。Ⅱ章で触れるが，特別支援教育の実践のためには，多職種連携による学際的アプローチが重要である。OTはこれだけの広大なバックボーンをもっており，一人学際的アプローチといえる。

◎対象とする疾患・年齢が幅広い。障害像で考えたときに，肢体不自由でも，知的障害でも，発達障害でも対応することが可能である。年齢においてはいわゆる「揺りかごから墓場」までが視野に入る。時間軸としても状態像としても幅が広いのが，大きな特徴である。

◎実際的な具体的な提案を行うことができる。複数の観点からのリーズニングを考慮し，その場における，そのときにおけるプライオリティの整理のうえで，検討ができる。段階づけの意識をもつことができる。

学校作業療法の実践において重要なこと

学校作業療法の実践においては，多くの場面で，OTが主役になることはない。対象となる子ども，他の児童生徒，担任の先生などが主たる登場人物である。そのすぐ脇には学校における他の先生たち，対象となる子どもの保護者，他の保護者たちが控えている。OTは，これらの主役級の登場人物，その脇を固める登場人物たちを，陰で支える立場になる。OTが1人でしゃかりきに動きまわって，大きな声を出すと，舞台上が混乱するかもしれない。だからこそ，今，舞台の上ではどこに向かって歩んでいるのか，そのなかでどんな課題が生じているのか，丁寧に情報把握とアセスメントに努めていきたい。異論を唱えることがだめだということではない。単なる外部からの野次ではなく，建設的な批判的視点は重要である。

学校の先生たちがよく口にする言葉がある。「学校がわかる人に来てほしい」である。幼稚園の先生だと「幼稚園がわかる人に」。保育園だと「保育がわかる人に」となる。異口同音に出てくる言葉である。端的な言葉であるが，とても重い言葉である。教育や保育という舞台をよく理解し，その活動・内容・文化をわかって，そのうえで協力をしてほしいという思いだと解釈している。「学校を理解して支援ができる作業療法士」という名前には，この言葉に込められた思いが反映されている。

まとめ

特別支援教育において，学校の先生と連携を取ることは，活動の様子からはOTと似ている部分があるかもしれないが，似て非なるもの同士であり，異文化交流であるといえる。異文化交流においては，相手の文化に対するリスペクトが重要になる。そのような思いを込めて「学校を理解して支援ができるOT」という参画モデルを，日本作業療法士協会は提案してきた。

文献
1) 日本作業療法士協会障害保健福祉対策委員会：学校を理解して支援ができる作業療法士（仮称：学校作業療法士）の提案と情報交換会の開催. 日本作業療法士協会誌 **51**：22-24, 2016
2) 教育職員免許法第二条及び第三条. "いわゆる学校に勤務する教諭は教育職員として相当の免許状を有する必要性に言及"
3) 日本作業療法士協会：作業療法の定義.〔https://www.jaot.or.jp/about/definition/〕
4) 澤田雄二（編），社団法人日本作業療法士協会（監修）：基礎作業学. 作業療法学全集 第2巻. 改訂第3版. P.92, 協同医書出版社, 2009

2 学校や教員が抱える課題の複雑さとその対応の現状

本村 真（琉球大学人文社会学部人間社会学科）

現在，社会の変化に伴い学校が抱えるいじめや不登校などの課題が深刻化している背景には，児童が直面する支援が必要な困難状況が複雑化・多様化していることが挙げられている。また，教師の長時間勤務等の状況も看過できない状況として指摘される。

本稿では，そのような学校の課題が深刻化している状況や，課題の解決が難しいとされる困難状況について説明するとともに，現場の教師が置かれている実情についてもふれ，今後どのような対策が求められるのか述べていきたい。

学校現場で対応が求められる課題

1. 文部科学省の調査による学校に関連した重要課題

文部科学省の「児童生徒の問題行動・不登校等生徒指導上の諸課題」においては，小学校，中学校，高等学校における5項目（暴力行為，いじめ，出席停止，不登校等，自殺の5項目。加えて，高校学校における中途退学者の項目も統計が示されている）が課題として取り上げられている[1]。現在の学校が直面する状況を理解するために，これらの課題に関する文部科学省の認識をみてみたい[2]。

まず暴力行為についてであるが，在籍児童数が減少しているにもかかわらず増加が続いており，憂慮すべき状況にあるとされ，また，いじめについては，児童生徒1,000人あたりのいじめ認知件数の都道府県間における差が8.9倍と依然として大きいことを指摘したうえで，いじめを認知していない学校（令和元年度で全国で6,038校）において，解消に向けた対策が何らとられることなく放置されたいじめが多数潜在する場合もあるとの懸念が示されている。自殺についても深刻な状況であるとみなされ，児童生徒が自殺に及ぶ事案が後を絶たず，きわめて憂慮すべき状況であるとされる。不登校についても，小・中学校の在籍児童生徒数が減少しているにもかかわらず，不登校児童生徒数は7年連続で増加し，55.6%の不登校児童生徒が90日以上欠席しているなど，憂慮すべき状況とされる。

このように多くの課題の解決が不十分で，深刻な状況が継続していると認識されていることがわかる。この状況に対して，文部科学省をはじめ学校現場においてはさまざまな対応を試みているが，その改善は容易ではない。その改善を難しくする状況を理解するために，これらの重要課題が生じる原因と考えられる，児童・生徒の家庭問題についてみていきたい[3]。

2. 重要課題の背景としての家庭問題

先に述べた課題が生じる背景には，児童・生徒が生活する家庭問題の影響がある。逆にいえ

1881-6339/21/¥400/論文/JCOPY

ば，児童生徒が直面する家庭問題を早期に発見し，その解決に向けて対応するシステムが現状の日本では十分に整えられていないので，その結果として，先に述べた深刻な状況が続いているといえる。現場においてはさまざまな試行錯誤がなされ，学校現場における教師以外の専門職配置もその一環である。そのような専門職の1つにスクールソーシャルワーカーがある（以下，SSWと記す）。このSSWの活動を通して，重要課題につながる児童・生徒の家庭問題の把握が進むので，以下SSWについて述べたい。

SSWとは，支援が必要な児童・生徒への課題に対応するため，社会福祉などの専門的な知識・技術を用いて，児童・生徒の置かれたさまざまな環境に働きかけて支援を行う専門職である。この配置が必要とされるのは，先に述べた学校における重要課題の背景にある家庭問題に対して，学校内におけるの児童・生徒への対応だけでは解決の糸口すら見つけられないという事態の増加がみられるからである。その解決には児童・生徒の家族だけでなく，外部の専門機関職員やボランティアを含めた地域で子どもたちのためのさまざまな支援者と協働する必要性が生じ，そのような協働による支援を実践する専門家としてのSSWの配置が求められているのである。

SSWの配置を進めている文部科学省によると，SSWの支援対象としては上述した重要課題に直接関連する，いじめ，不登校，暴力行為，非行・不良行為とともに，貧困対策，児童虐待，発達障害等に関する問題，心身の健康・保健に関する問題（保護者を含む）など，家庭における対応の問題が含まれており，平成30年度（2018年）からは「ヤングケアラー」という項目も追加されている[4]。

これらのさまざまな困難状況に対する支援が特に難しくなるのは，1つの世帯において複数の困難状況が重複している場合である。たとえば，児童扶養手当を活用している"ひとり親"の世帯において，児童虐待が疑われ，児童には「自閉症スペクトラム障害」の診断がついていて，入浴や着替えなどが不規則なため友達から体臭を指摘されるという状況への支援事例がある。また別の「ヤングケアラー」の要素を含む事例では，"ひとり親"世帯で保護者が精神障害の治療中であるため別居し，祖母宅に祖母，叔父，本人の3人で住んでいた。3年前に祖母が半身不随になり，当該生徒がおもに祖母の介護をすることになるが，経済的には生徒の保護者の収入で，2つの家庭の家計をやりくりしており生活が困窮，本人は介護疲れのために学校生活を続けることに負担を感じている状況であった[5]。

ここで注意が必要なのは，これらの支援の分類に用いられる項目は「状態像」による分類であり，「状態」に注目すると「問題」が複雑に見え，支援の方向性が見失われる可能性があるということである。学校が直面するさまざまな課題の改善を目指すためには，これらのさまざまな状況に影響する要因としての「自己肯定行動」を柱に据えた整理が有効であると考えられるため，その点について次に述べたい。

自己肯定行動による現状の理解

1. 自己肯定行動の低下による変化とその結果

子どもの自己肯定行動について，ここでは筆者の現場経験をもとに，子どもの成長に必要な以下の4つの基本的な行動としたい。つまり，自己肯定行動が年齢相応に育まれていれば，

①興味をもつことにチャレンジできる
②難しい課題に直面しても踏ん張れる
③必要な助けを適切に求められる
④自分を大切にできる
の4つの行動が現れるとする。

次に，自己肯定行動が低下すると①〜④とは逆に，他と比較して，

❶やる気がみられない

❷あきらめが早い

❸他者に頼らない

❹自分を軽視した行動をとる

の4つの行動が顕著となる。

　先に述べたSSWの支援が必要となる「状態像」で分類された困難状況を自己肯定行動という観点から整理すると，「貧困」や「児童虐待」，「『発達障害』へ適切な配慮が欠けた状態」および「いじめ」の状態は，それが継続することで児童・生徒の自己肯定行動の低下につながる「状態」であるといえる。これら以外の「不登校」「暴力行為」「非行・不良行為」という状態の一部については，自己肯定行動が低下した結果としてその状態にあるとして整理することができる。このような整理によって，表面的に把握される状態は複雑であっても，支援方針として自己肯定行動の低下予防，あるいはその向上を柱として定めることができる。

2. 自己肯定行動の低下はどの時期に起こるのか？

　自己肯定行動の低下が生じる状態（児童虐待や貧困状態）においては，「惨め」な体験などのマイナスの経験の蓄積がみられる。個人の適応能力をはるかに超える過酷な経験が積み重なり，つらさを誰にも受け止めてもらえない状態が続きその低下が起こる。加えて，さまざまな感情を受け止めてもらう経験や達成感の獲得などのポジティブな経験の不足もその低下の大きな要因となる。

　自己肯定行動の低下は幼少期，つまり義務教育への就学前から始まっていることが多い。子どものもつレジリエンス研究に示されるように[6]，たとえ家庭環境が十分でなくても，家庭以外の周囲の支えによって自己肯定行動が育まれることが十分期待されると考えられ，早期に発見して早期に介入することが，その低下予防において重要となる。厚生労働省においても，平成28年（2016年）の児童福祉法改正以降，虐待を受けた子どもや，何らかの事情により実の親が育てられない子どもを含

め，すべての子どもの育ちを保障するという観点を明確に示すとともに，地域の変化，家族の変化により，社会による家庭への養育支援の構築が求められており，子どもの権利やニーズを優先してすべての子ども家庭を支援するために，身近な市区町村におけるソーシャルワーク体制の構築等を図らなければならない[7]としている。しかし，就学前の早期の発見や介入は，一部の深刻な児童虐待を除いて，子どもが示す課題が目立たないこともあり，主としてその対応の役割を担う社会福祉領域において十分に対応できない状況が少なくない。

　その後，そのような子どもたちは義務教育に参加することになる。すでにみてきたように，残念ながら義務教育期間中においても低下した自己肯定行動を高める対応が十分になされていない状態である。つまり，現在の学校教育においては，自己肯定行動が回復されるために必要となるマイナスの経験の蓄積を止めることや，ポジティブな経験の不足を補うことが十分にできていないということである。これには2つの状況が影響している。1つは，児童・生徒の家庭生活におけるこれらの蓄積や不足の状態が義務教育参加以降も継続するということ。もうひとつは，そのような子どもたちは自己肯定行動が育まれている子どもたちと比較して，学校生活においてもマイナスの経験が蓄積されやすく，かつ，保護者の学校教育へのサポート不足も加わりポジティブな経験も不足しやすい，ということである。自己肯定行動の回復のためには，とても丁寧な子どもたち1人ひとりへの対応が不可欠となる。現状の学校においては，たとえ教師が自己肯定行動の低さに気づいたとしても，その回復が容易ではない状況が存在する。

　以下，そのような学校や教師の置かれている状況について述べていきたい。

学校生活において自己肯定行動の回復が困難な理由

1. 教育システムの課題

　課題の解決のために多くの教師や学校に導入された専門職がエネルギーを注いでいるにもかかわらず，自己肯定行動の回復が困難な理由として，1学級あたりの児童・生徒の定数を含めて，義務教育のシステムとしてその回復を前提にした設定となっていないことの影響が大きい。1クラス当たりの生徒数の平均の国際比較では，日本の小学校は27.2人となり，OECD（経済協力開発機構）諸国平均の21.1人より6.1人多く，チリ（30.8人）に次いで平均学級生徒数が多い状況である。中学校においても日本は32.1人となり，OECD諸国平均の23.3人より6.1人多く，コスタリカ（33.3人）に次いで平均学級生徒数が多い[8]。小規模学級の学力への効果は諸説あるとされるが，OECDの報告書では「小規模学級は貧困などの背景を抱えた子どもたちにとって利点があるとするいくつかのエビデンス（証拠）がある」[9]とされている。

　すでに述べた自己肯定行動の低下した状態で示される❶〜❹の態度への個別対応では時間と労力を要する。さまざまな地域の小規模校を含む全国平均では小学校で27.2人となるが，都市部においては35人〜上限の40人に近い学級もあり，1人の担任教師で自己肯定行動の回復が必要とされる学級内のすべての児童・生徒の対応をすることは不可能な状況である。

2. 教師の多忙感

　教師の多忙感もさらに対応を難しくしている。OECD加盟国など48カ国・地域が参加して実施される国際調査の結果は以下のとおりとなり，日本の教師の多忙さとともに，生徒の自己肯定行動を回復させるために必要な「ポジティブな経験の不足を補う」と考えられる対応が他国との比較において少ない状況が現れている[10]。教員の1週間あたりの仕事時間の合計で小中学校平均が53.9時間となり，参加国の平均38.3時間より15.6時間多い。「児童生徒と過ごす時間」の不足をあげる回答は，小学校38.3%，中学校49.1%となり，参加国の平均23.6%より10〜20ポイント以上高くなっている。また，教員のストレスとしては「事務的な業務が多い」や「保護者の懸念に対処すること」が，参加国の平均よりも特に高くなっている。

　この保護者対応について，文部科学省においては学校における働き方改革の一環として重視しており，「保護者等からの過剰な苦情や不当な要求への対応マニュアルや手引きについて」として，先駆的に取り組んでいる都道府県の対応マニュアル情報をHPにおいて掲示している[11]。直近の令和2年1月に作成された静岡県のマニュアルにおいては，その対応の顧問弁護士との連携も含めた具体的な対応が掲載されている[12]。子どもたちの自己肯定感の回復には多くの時間とエネルギーが必要になる。ここで記したような長時間勤務や子どもへの対応以外にも，その他の多くの業務に教員がストレスを感じている状況を，しっかりと認識したうえでの対応が求められている。

今後の対応におけるポイント

1. 専門職の連携システムの構築

　上述したように，学校の抱える課題解決を教員のみで実施していくことは不可能な状況となっている。その対応のために，スクールソーシャルワーカーやスクールカウンセラー，最近ではスクールロイヤー等の専門職が学校に配置されるようになっている。今後の課題は，教員の負担を増やすことなく，これら専門職，および外部の関係者とどのように連携をとっていくかである。特に，福祉と教育の連携等でも課題となるが，昨今の個人情報保護法の

理念の下，どのように情報の共有化をはかるかは，大きな課題となる。加えて，多くの教師以外の専門職が非常勤の状態であり，学校に専従するスタッフによる支援のコーディネート体制作りが急務となる。

　現状では，これら2つの課題への対応が十分でなく，結局のところ学級担任を中心とした教師の負担が増し，結果的にこれらの専門職や外部関係者の支援力を十分に活用できていない状況が散見される。教師の負担を増さずに子どもたちへの必要な支援が届くための連携システムの構築が鍵となる。

2. 自己肯定行動の向上に向けた　作業療法士の役割

　最後に，このように多くの複雑な課題を抱える学校現場における，子どもたちの自己肯定行動を回復するための作業療法士の役割について述べたい。

　すでに述べてきたが，国内において発達特性を有する児童への対応として，特別支援学級・特別支援学校に在籍する児童生徒数が増加している。先に取り上げた学校の現状に関する国際比較調査において，学校長による「学校における教育資源の不足感」への回答として，「特別な支援を要する児童生徒への指導能力を持つ教員」の不足をあげる回答が，小学校40.3%，中学校43.6%となり，参加国の平均31.2%より約10ポイント高くなっている。

　ここで記されている「特別な支援を要する」には，自己肯定行動の低さゆえの❶～❹の態度を含めた幅広い子どもたちが含まれていると考えられるが，筆者の経験からもさまざまな発達特性を抱える子どもたちへの支援もその割合が高い状況である。上述した「『発達障害』へ適切な配慮が欠けた状態」においては，家庭における親子関係のストレスが高まり，虐待類似の状況で子どもたちの自己肯定行動が低下している事例もみられる。

現状の教員養成システムにおいては，さまざまな「発達障害」へ対応するエキスパートを養成することはできず，現場におけるそのスキルの習得が不可欠となる。他項で取り上げられている作業療法士の立場からのコンサルティングによる，気になる生徒（自己肯定行動が低くなっている場合の多い）の1人ひとりの特性に対する認識の高まりと，教師の教育スキルのアップは，自己肯定行動の回復に必要なマイナスの経験の蓄積を止めることや，ポジティブな経験を増やすことにつながる。学級システムにおける自己肯定行動回復のための非常に有効なスキルであると期待される。

まとめ

　以上，学校や教員が抱える課題について，子どもたちがおかれている家庭における困難状況の結果としての自己肯定行動の低下との関連性も含めて述べてきた。また，その自己肯定行動の回復が十分に達成されえない教育システムの現状についても記した。学校に配置されるようになっている多くの専門職とともに，地域のさまざまな支援を子どもたちの支援に取り込んでいく学校を中心とした教育・支援システム作りが重要となる。

文献
1) 文部科学省：児童生徒の問題行動・不登校等生徒指導上の諸課題に関する調査 - 調査の概要〔https://www.mext.go.jp/b_menu/toukei/chousa01/shidou/gaiyou/chousa/1267368.htm〕（2021.5.5 参照）
2) 文部科学省初等中等教育局児童生徒課長：令和元年度　児童生徒の問題行動・不登校等生徒指導上の諸課題に関する調査結果について（通知）．令和2年10月22日〔https://www.mext.go.jp/a_menu/shotou/seitoshidou/1422178_00001.htm〕（2021.5.5 参照）
3) 中央教育審議会：新しい時代の教育や地方創世の実現に向けた学校と地域の連携・協働の在り方と今後の推進方策について（答申）．平成27年12月21日〔https://www.mext.go.jp/b_menu/shingi/

chukyo/chukyo0/toushin/_icsFiles/
afieldfile/2016/01/05/1365791_1.pdf〕(2021.5.5
参照)

4)文部科学省初等中等教育局児童生徒課:平成30
年度スクールソーシャルワーカー活用事業実践活動
事例集.2019年

5)同上

6)奥山眞紀子:マルトリートメント(子ども虐待)と子ども
のレジリエンス.学術の動向　**15**(4):46-51,2010

7)厚生労働省　新たな社会的養育の在り方に関する
検討会:新しい社会的養育ビジョン.平成27年12月
21日
〔https://www.mhlw.go.jp/file/04-Houdouhappyou-
11905000-Koyoukintoujidoukateikyoku-
Kateifukushika/0000173865.pdf〕(2021.5.5参照)

8)文部科学省:D2　学級規模と教員一人当たり生徒
数.D章　教員と学習環境・学校組織.図表でみる
教育(Education at a Glance)OECDインディケー
タ.2020年版
〔https://www.mext.go.jp/b_menu/toukei/002/

9)毎日新聞:教育の森:OECD,加盟国など調査から
コロナ下にみる日本の教育環境.2021年1月11日記
事(東京朝刊)

10)文部科学省・国立教育政策研究所:OECD国際
教員指導環境調査(TALIS)2018報告書vol.2の
ポイント(令和2年3月23日)
〔https://www.mext.go.jp/b_menu/toukei/data/
Others/_icsFiles/afieldfile/2020/20200323_
mxt_kouhou02_1349189_vol2.pdf〕(2021.5.5参
照)

11)文部科学省:保護者等からの過剰な苦情や不当
な要求への対応マニュアルや手引きについて
〔https://www.mext.go.jp/a_menu/shotou/
hatarakikata/mext_00600.html〕(2021.5.9参照)

12)静岡県教育委員会:学校における保護者等の対
応に関する手引(令和2年1月)
〔https://www.mext.go.jp/content/20200630-
mxt_syoto02-000006216_02.pdf〕(2021.5.9参
照)

日本におけるインクルーシブ教育システム

野口 晃菜（一般社団法人UNIVA　教育研究者）

●インクルーシブ教育の定義

ユネスコは，インクルーシブ教育を「学び，文化とコミュニティへの参加を促進し，教育内での，教育からの排除をなくすことにより，すべての学習者の多様なニーズへ取り組み，対応をするというプロセス」と定義している。「すべての学習者」のなかには，障害のある子どものみでなく，たとえば虐待児，労働児，宗教的マイノリティ，難民，性的マイノリティなども含まれる。

つまりインクルーシブ教育は，特別な教育的ニーズのある子どもを含むすべての子どもの多様なニーズに対応することができるように，カリキュラムなどの学校教育システムそのものを変えていくことである。また，インクルーシブ教育は完成形があるものではないため，「プロセス」であると定義されている。根底にあるのは「人権」の概念であるため，インクルーシブ教育は新しい概念ではなく，確実に1人ひとりの学ぶ権利を保障していくためのものである。

●日本におけるインクルーシブ教育 システムの構築

日本においては，障害者の権利に関する条約への批准に向けたプロセスのなかで，「インクルーシブ教育」の概念が広まった。そのため，現状は障害のみに焦点があてられた施策が打たれている。

2012年に文部科学省「共生社会の形成に向けたインクルーシブ教育システム構築のための特別支援教育の推進（報告）」においては，その方向性と具体的な施策が示されている。本報告におけるインクルーシブ教育システムとは，「人間の多様性の尊重等の強化，障害者が精神的及び身体的な能力等を最大限度まで発達させ，自由な社会に効果的に参加することを可能とするとの目的の下，障害のある者と障害のないものが共に学ぶ仕組みであり，障害のある者が一般的な教育システムから排除されないこと，自己の生活する地域において初等中等教育の機会が与えられること，個人に必要な合理的配慮が提供されること」であると定義されている。

以下に，インクルーシブ教育システムにおける特別支援教育の具体的な施策を記載する。

1. 多様で柔軟な学びの場の整備

インクルーシブ教育システムでは，通常の学級，通級による指導，特別支援学級それぞれの環境整備を図り，子どもの教育的ニーズに応じることができる場を柔軟に用意することが求められる。

従来は，就学先については就学基準に該当する子どもは原則特別支援学校に在籍することとされていたが，現在は就学基準に該当する場合であっても，本人・保護者の思いを尊重し，専門家の意見などもふまえたうえで就学の場が決定される。

また，特別支援学級や特別支援学校が就学先として決定したとしても，その後の学校生活のなかで子どものニーズが変わった場合，柔軟に転級や転学を検討する必要がある。また，特別支援学級や特別支援学校が教育の場として決定された場合であっても，「交流および共同学習」により，障害のない子どもとともに学ぶ機会を最大限設定する必要がある。

1881-6339/21/¥400/論文/JCOPY

2. 合理的配慮と基礎的環境整備

　それぞれの通常の学級を含む各教育の場において，合理的配慮の提供と基礎的環境整備がなされることが求められている。合理的配慮とは，障害のある子どもが学校で学ぶ時に必要な配慮や工夫を，個別的に調整することである。誰もが教育を受ける権利をもっているにもかかわらず，障害があるがゆえに現状の学校の在り方（建物や指導方法など）では，学びにアクセスできない可能性がある。たとえば読み書きに障害があり，「黒板をノートに写すことで学ぶ」ことが難しい場合は，ノートの代わりにタブレットを使用することにより学ぶことができる。

　合理的配慮のプロセスとしては，まず本人・保護者から合理的配慮の意思表明がある（学校側から提案することも可）。そのうえで，学校，本人，保護者でどのような場合で学びにアクセスすることが困難なのか，どのような配慮や工夫があったら学ぶことができるのかについて話し合いをし，合意形成をする。そこで決まった内容については，個別の教育支援計画や個別の指導計画に記載をする。そのうえで，実際に合理的配慮を実施し，その結果を評価し見直す。

　合理的配慮の土台には基礎的環境整備がある。基礎的環境整備とは，国・都道府県・市町村単位でそれぞれ行っている教育環境の整備のことである。この整備状況によって，合理的配慮の必要性も変わる。たとえば，1人に1台のタブレットが配布されている自治体であれば，学習障害のある子どもが合理的配慮としてタブレットを活用したい場合，特に個別にタブレットを用意する必要はない。

3. 個別の教育支援計画と個別の指導計画

　インクルーシブ教育システムにおいて，どの教育の場でも1人ひとり必要な学びにアクセスするために，個別の計画が必要である。個別の教育支援計画とは，学校のみでなく，家庭や医療，福祉などの関係機関とともに，長期的な視点をもち作成をする計画である。本計画を作成することにより，各機関がバラバラの支援をするのではなく，つながりのある支援をすることができる。

　個別の指導計画とは，学校における各教科等における目標，内容，方法を明確にし，きめ細やかに指導するために作成するものである。

　これらの計画が作成され，機能することによって，子どもはどの教育の場においても，また進級・進学先においても，これまでの支援の蓄積が引き継がれ，つながりのある指導・支援を受けることができる。

●日本のインクルーシブ教育のまとめと課題

　日本におけるインクルーシブ教育は障害文脈のみで発展しているため，たとえば性的マイノリティ，外国にルーツのある子ども，経済格差，ジェンダーバイアスなどについては「インクルーシブ教育」としての施策はとられていない。また，学校教育システムそのものを変えるものというよりは，障害のある子どもを既存の教育システムに含めるためのものになっているため，今後通常の教育そのものを，多様な子どもがいることを前提としたものに変えていく必要があるだろう。

　上記にあげた施策については，地域差や学校差が大きく，たとえば就学先決定に保護者や本人の意見が尊重されていない，合理的配慮について理解がされていない，計画は作成されていたとしても機能していない，などの課題が多くある。

　OTをはじめとした専門家が学校において支援をすることにより，1人ひとりのニーズに応じた支援や合理的配慮が実現し，子どもたちの学ぶ権利が保障されることを期待したい。

参考文献
1)〔https://unesdoc.unesco.org/ark:/ 48223 / pf0000140224〕（2021.3.29 参照）
2)〔https://www.mext.go.jp/b_menu/shingi/ chukyo/chukyo 3 / 044 / houkoku/ 1321667.htm〕（2021.3.29 参照）

第Ⅱ章

学校作業療法に必要な技術

1 学校作業療法に必要な技術とは

仲間 知穂（YUIMAWARU（株） 作業療法士）

学校に関わる専門家

1. 学校の現状と専門家の関わり

日本の教育は，誰もが人格と個性を尊重し支え合い，人々の多様な在り方を相互に認め合える共存社会の実現に向け，インクルーシブ教育システムの構築に取り組んでいる。インクルーシブ教育の目的は，人々の多様性を尊重し，障害のある人もない人も，ともに学ぶなかで，障害者が精神的および身体的な能力などを可能な最大限度まで発達できることで，自由な社会に効果的に参加することを可能とすることであり，その実現に教員だけでなく，専門家の活用も必要とされている[1]。

さらに近年，子どもや家庭，地域社会の変容に伴い，生徒指導や特別支援教育等に関わる課題が複雑化・多様化してきており，教員だけでは十分に解決できないことが増えていることも，専門家の介入を後押ししている。平成27年12月21日に中央教育審議会で取りまとめられた「チームとしての学校の在り方と今後の改善方策について[2]」において，専門家と教員の在り方は，学校の教育目標の下に教員と多様な専門性を持つ職員が1つのチームとして，それぞれの専門性を生かして協働することとされている。そのなかで教職員1人ひとりが力を発揮することが求められている。

学校を支援する専門家の役割は，多様性のある子どもたちが互いに尊重し合いながら学ぶなかで，最大限発達できることを，教員が中心となり主体的に取り組めるように支えることであり，教員のエンパワメントを意識した関わりが，学校へ関わる専門家に求められているのである（II章-6，参照）。

2. 教員と専門家の関係性

従来，専門家の介入では，支援を要する特別な人としてクライエントを理解する傾向にあり，クライエントもまた専門家を何らかの専門的な支援を提供する特別な人として考える傾向にある[3]。学校においても「支援」を介した専門家と教員の関係には，特別な力が生じやすい。問題が生じているから援助を必要としているという信念を専門家はもっており，支援の目的は「問題を解決するため」という暗黙の了解が生じる。解決方法は問題を評価し，原因を分析できる専門家に，委ねられやすく，ときにはクライエントに代わって支援方針を決めることをよいと考えるパターナリズムが生じることもある。このように不均衡な権力関係下で，教員も自分の希望を主張することは容易ではない。その支援自体を拒否することも難しいのである。

また，専門家は，子どもの実態を専門的な用語で断定することが多い。例として，落ちつきのなさを「多動」，友達を叩く行為を「衝動行為」とすることなどがあるが，専門的な用語で問題が名づけられると，それは治療的努力を払わなければならない，強制力をもった実体となる。それは，学校現場では，ときに課題となることを，専門家は認識す

1881-6339/21/¥400/論文/JCOPY

べきである。たとえば授業中の離席について専門家が原因を分析・断定すれば，その時点で「授業中の離席」は教育にとって取り組むべき課題として強制力をもつ。教員に本当にしたいことを見えづらくさせ，さまざまな業務を行う教員が行動の優先順位を決めることにも影響し，教員の本当のニーズや解決への自由な選択に教員自身が力をもてなくする恐れがある。

3. 作業療法士の視点

2018年に日本作業療法士協会は，作業療法の定義を改正し，作業に焦点を当てた治療，指導，援助である（作業とは人々ができるようになりたいこと，できる必要があること，できることが期待されていることなど，個別的な目的や価値をもつ生活行為を指す）とした[4]。学校においても作業療法士（以下，OT）は，教員が今できるようになってほしいと期待すること，その子自身がしたいと願うこと，保護者が希望する生活（以下，届けたい教育）に焦点をあてる。たとえ教員から問題行動に対する相談があっても，解決にすぐに動くわけではない。問題行動を対応することでどのような生活を実現したいのかという，問題の先にある届けたい教育に焦点をあてる。

事例を通して考えてみよう。「友達とうまく遊べない」というケースで説明する。OTは友達と遊べないという現象に対し，どうしてそのことを問題と感じ，どのようになってほしいと思っているのか，それは何故なのかなど，教員と面接を通して明確化する。

【事例1】

小学2年生の男児。休み時間にトラブルが多くうまく遊べずにいた。面接でA先生は「友達と一緒に遊びや係り活動をできるようになってほしい」と話した。目的を確認すると，この児童が自分中心の考えを持ちやすいため，友達との交流を通して協力し合うことや，相手の意見を尊重することを学ばせてあげたいと話した。

【事例2】

1年生の男児。行き渋りが強く休み時間も1人でいることが多かった。面接でB先生は「休み時間に友達と遊んで楽しかった!と笑顔で帰ってきてほしい」と話し，その理由として，まずは安心して学校に来られるよう友達との関係づくりから成立させたいと話した。

問題と感じる行動が同じであっても届けたい教育はまったく違うのである。事例1で大切なことは，友達と一緒に活動し協力や尊重を学べることである。事例2では，学校生活に楽しい!と思える友達との関係づくりが大切である。もし「友達とうまく遊べない」という問題だけに焦点を当てていれば，「相手の気持ちを読み取ることができない」「対人交流の緊張が高い」「自閉症の特性」といった問題の原因や診断名が明確になるであろう。おのずとそこから選択される教員の手立ては，「支援員とゆっくり過ごすことから」「無理に交流を考慮しない」などの専門家からの解決方法を重視した支援や，問題解決を目的としたことになりやすい。これは教員の届けたい教育を実現するための選択であるとはいえない。

OTはクライエントである教員や保護者，本人が届けたい教育を選択し，構成し，自身が納得の行くよう行える力をもてること，つまり作業遂行の拡大[5]を支えている。そのため相談としてあがった問題行動を，届けたい教育の入り口として捉え，その先のクライエントが本当に叶えたい作業を一緒に探求する。

「作業」という表現は学校現場においては伝わりにくい。現在，筆者は「届けたい教育」と表現している。OTと教員の関係は支援する側される側ではなく，共に届けたい教育（作業）を探究し，協働的に叶えるチームとしての関係を築くことである。

届けたい教育ができることの効果

1 協働的なチームを構成しエンパワメントを可能にする

　エンパワメントとは，個人的，社会的，政治的，経済的に抑圧された状態におかれた個人が，自らの権利意識に基づいて自己主張，自己決定，自己実現を行うことであり，エンパワーする関係で重要なこと[6]は，①自分に能力があるという自覚を高めること。②選択肢の幅を広げ，選択の自由をもっているという自覚を高めること。③自己の選択に基づいて行動する自信を強める機会を増やすこととされている。学校作業療法でも教員と保護者，本人のエンパワメントを重視している。

【事例3】

　C君，5歳，幼稚園に通う男児。

　ほうきを振り回す，教室を走り回るなど，クラス活動に参加できなかった。担任のD先生は専門家から提供されたC君の診断などの情報から自閉症について調べ，支援員を常に付き添わせ，出ていかないように門に鍵をかけるなどの対応を行っていた。そのような関わりについて常に不安を感じていた。D先生と行ったはOTの初回面接にて，先生は「友達と互いに影響し合える関係をつくりたい」と話した。今，支援員と2人で行っている掃除をグループの友達とできるようになってほしいと，『グループとして掃除当番の参加』という目標を選択した。OTはその目標とする作業ができるための分析と情報提供を行った。

　先生は，その情報を活用して雑巾でどこを拭けばいいのかわからないC君のために，床にナンバリングするなどの環境調整を行い，C君はグループの友達と掃除ができるようになった。先生はその姿を見て，運動会や給食当番などさまざまな園の活動でもC君の参加を考慮した環境調整を行い，保護者も先生から状況を聞き，家庭でできることを積極的に取り組んだ。C君は幼稚園のすべての活動に友達と一緒に参加できるようになった。

　届けたい教育に焦点を当てた作業療法は，教育の専門家である教員が中心となりチームが構成される。さらに作業遂行の拡大を目的としたOTの情報は，教員の選択肢の幅を広げ自由な選択を可能にするのである。その教育を通した児童の成長は，教員自身に能力があることを自覚させる。事例3でも，掃除当番の参加によるC君とクラスの子どもたちの成長は，D先生のクラス運営への自信にもつながった。さらに，どんな取り組みを何の目的で行い，その結果どう成長したのかという教員から保護者への情報提供は，互いの信頼関係を構築し，保護者の積極的な参加にもつながる。届けたい教育に焦点をあてる学校作業療法は，学校における協働的なチームを構成し，教員，保護者のエンパワメントを可能にするのである。

2. 継続的に変化し続けるプロセスを築く

　Wilcockら[7]は作業的存在としての人の成り立ちは，doing（すること），being（あること），becoming（なること）belonging（所属すること）の4要素から説明できるとしている。雑巾で床を拭けたこと（doing）は，当番活動という意味を含むからこそ，C君はグループの一員であり（being），掃除以外の当番活動もグループとして参加できた（becoming）。当番活動に参加することは，C君が仲間としてクラスへ所属することを可能にしたのである（belonging）。クラスへの所属によって掃除以外のクラス活動に従事する機会が増えることは，個人の能力の発達にも影響を与え，さらにできること（作業レパートリー）が増える。作業ができることを通して結びついた人と環境と作業は，相互に影響を与えるため，持続的に変化し続けるプロセスを作り上げる（図1）。

　C君は掃除以外の当番活動も行い，自由時間は鬼ごっこなどさまざまな作業にも友達と一緒に参加できるようになった。このように作業は移行していくのである[7]。作業的移行は日常的に現れる個

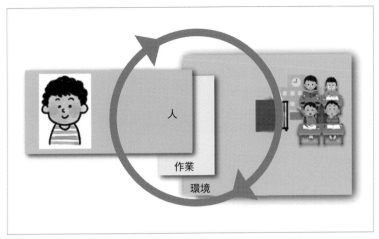

図1 CMOP-E（作業遂行と結びつきのカナダモデル）

人的なレベルの他に，小学校への進学や進級など，年度ごとに次の一連の作業へと移行する集団レベルでも起こる。

　事例3のC君は，この幼稚園の子どもたちと共に地域の小学校に進学した。C君が授業中歩き出したとき担任は注意をしたが，クラスの友達はC君が歩きながら学んでいることを担任に説明し，担任は歩きながら学ぶ授業スタイルを受け入れ，C君は授業に参加し続けることができた。

　このように，学校生活のなかで現れる個人レベル，集団レベルの作業的移行に対し，そのつど専門家が介入するのではなく，友達や先生と互いに影響し合い，柔軟に対応しながらデザインできることが重要である。作業的移行を通して子どもたちが成長していくことを可能にするためには，届けたい教育によってその子とその環境が結びついていること（作業との結び付き）が重要なのである。

3. 関わるすべての人の健康に貢献する

　人と環境と相互関係がある届けたい教育ができるようになることは，対象児だけでなく，教員やクラスの子どもたちの健康にも影響を与える。たとえば，C君が掃除当番で，雑巾を絞れずに困っていたとき，グループの子どもたちは率先して絞り方を教えた。これは支援員と2人で行っていたときはまったく見られなかった。それだけでなく友達はC君を遊びに誘い，お集まりで座るところがわからなければ手を引いて教えた。運動会ではリレーで一番を取ることよりも，C君も含めクラスみんなで走れることを大切にしたいと練習するようになった。

　子どもたちの変化についてD先生は，C君の存在の影響が子どもたちの成長につながっていることを話した。さらにD先生もまた，対応に不安を感じていた頃と違い，子どもたちの成長に喜びと自信を感じていた。

　このように届けたい教育の実現は，その子だけでなく，その教育を提供する側も含め，関わるすべての人の健康と成長に影響を与える。

　荒川[8]は，ユネスコが2005年に出した『Guidelines for Inclusion』より「インクルーシブ教育とは，多様性への対応を教育を，豊かにする機会として捉え，変化し続けるプロセスである」とまとめている。届けたい教育を通したこの成長と変化し続けるプロセスは，インクルーシブ教育（p.20，トピック①参照）であるといえる。

学校作業療法のプロセス

　学校作業療法のプロセスは，①作業療法の目的と役割の説明，②目標設定，③目標の実現に向けた作業遂行評価，④担任教員による支援プランの立案，⑤モニタリング[9]である。

　これらのプロセスには，OTの面接の技術が強く影響するが，第2章−2「教員との作業療法面接」に詳細をまとめたので，本項ではそれ以外の重要な技術について説明する。

1. 作業療法の目的と役割の説明

　学校作業療法の目的は，教員や保護者，本人が届けたい教育を選択し，クラスなどその子の生活の場でできることを通して成長してゆけるよう，教員が教育的手立てを通して実現できる力をもてることである。そのために目標設定，チームづくり，評価および情報提供などのOTの役割がある。OTと教員との関係には不均衡な権力関係が生じやすい。それを避けるために作業療法開始前にこの目的と役割を説明することが重要である。

　また，学校の文化への配慮も忘れてはいけない。学校といっても地域，児童数などで文化は大きく変わる。始めからすべてを十分に理解できぬまま入ることをOTは自覚し，学びながら進めさせていただくことを必ず伝えるべきである。そのために筆者は，届けたい教育を尊重する姿勢を示し，学校や先生方の協力をお願いしている。

2. 情報提供がもたらす教員のエンパワメント

　目標の実現に教員が力をもてるための情報として作業遂行評価の情報は有効である。
筆者は，School Assessment of Motor and Process Skills（S-AMPS）や，The Evaluation of Social Interaction（ESI）などを活用している。

　作業遂行はその人にとって意味のある作業を，その人の生活する環境で遂行するときの人と作業と環境の間の相互作用の結果として現れる。そのため，作業遂行の観察でわかる問題の原因は，「人」にあるとは限らない。たとえば，事例3のC君の雑巾がけ（表1）で「拭き始められない」という作業遂行の問題の原因を，＜人の原因＞C君が拭く場所がわからなかったからから，＜作業の原因＞床拭きが当番活動の1つであったから，＜環境の原因＞教室の床が広すぎるからなど，人，作業，環境のそれぞれの観点で考えることができる。それぞれの観点からどうしたらできるのかを考えることを導くのである。

　実際この作業遂行の問題の解決に，D先生からグループの友達に教えてもらうという提案があった。これは環境への働きかけである。母親はC君が数字やアルファベットが得意なことを話し，それを活用できないかと提案した。これは人への働きかけである。他にもC君ができるテーブル拭きを当番活動に組み込もうという提案もあった。作業への働きかけである。最終的に母親の提案を聞いた先生が，拭く方向性や順番がわかるよう床にナンバリングをする方法に決定した。この方法に対し先生は「他の子どもたちも楽しめるかもしれない」と話した。

　このように，OTは教員が選んだ届けたい教育を納得いくように行うことができるように，教員と共に行う（協業）ことが重要な役割であり，作業遂行における情報提供はそれを可能にするのである。

3. 学校での作業的公正を実現する

　学校作業療法では，子どもたちが理不尽な不当な差別を受けることなく，その子にとって意味のある作業ができるよう，学校と調整する役割ももっている。学校において作業が侵害されている状態，すなわち作業的不公正[7]は表2に示すようなこと想定される。OTは作業的不公正の原因となる状況を特定し，学校とともに対処する必要がある。

　たとえば，発達的課題によって当番活動を妨げ

表1 C君の作業遂行評価

工程	作業遂行上の問題点と利点	分析
掃除の開始	○少しの声掛けで掃除の時間だとわかる △集合場所から離れたところにいる	→みんなの動きを見て大まかな活動の目的を把握する力がある（習慣的なことを経験から学べる） →促しに応じられるほど先生を信頼している →集合している児童を見て自分が座る位置を把握できない（空間と自己を調整する力）
掃除の準備	△雑巾当番なのにほうきを取りに行く ○少しの促しで雑巾に変更できる ○友達の声かけに反応できる △友達にアイコンタクトが取れない ○やや遠くからだが声をかけてくれた友達についていこうとする	→自分の当番を把握できていない（習慣的に支援員とやっているため，グループのメンバーが誰かわからない） →C君に声をかけてくれる友達がいる。友達はアイコンタクトできないなどのC君の反応に動じることなく対応し続けられる。
掃除動作の開始	△雑巾が絞れない △拭き始められない △拭き始めてもすぐにやめてしまう △拭く方向がわからない ○拭く動作そのものは上手 ○机など範囲が決まっているところは隅々まで拭くことができる	→左右別々の動きをすることが苦手（左右のラテラリティ） →雑巾を絞る抵抗感を感じ取り，それに合わせて力加減がうまくできない（固有受容感覚の調整） →床など自分の身体より大きい空間や物の全体を把握しコントロールすることができない（自分の身体より小さい範囲であれば把握可能）

表2 学校における作業的不公正

作業疎外	学校での活動に対し，その子自身が意味や価値があると思えない状態	例：いじめ等で友達と関係が築けず学校に行く価値を見い出せない状況 例：何故行かなきゃいけないのかその子自身が不明確な場合
作業剥奪	クラスなどでできることや，行うべき作業がない状態	例：クラスで何をしていいかわからない状況 例：家庭環境によって部活に参加できない
作業周縁化	集団の端に追いやられ自分で選んだ作業を自律的に行えない状態や，してもしなくてもいいような作業だけしか選択できない状態	例：発達的な課題を理由に当番活動ではなく掃除を支援員とだけ行っている 例：ノートを書けない子がそれをしていないから発表はさせてもらえない状況などがある
作業不均衡	学校で行うべき作業が十分になかったり，逆に過剰にあるような状態	例：机上動作に過剰な努力を要する子にとって，書くことを常に求められる学校生活はその子にとってできないことばかり強いられる

（文献7）を参考に筆者が作成）

られ，作業周縁化の状況にあったC君に対し，環境調整によって当番活動の参加を実現した今回の事例のような対処がある。そのほかにも，筆者は，交流学級の友達との関係を大切にしたいと望んでいた支援学級在籍の児童に対し，正式な名簿とは別に，その児童の名前を組み込んだ交流学級で日常的に使う名簿を担任や学校長と準備した。その児童が交流学級内で，名簿上でも隔たりなく学級の一員として参加できる環境を準備したのである。このように学校の文化に働きかけること

もある。

　筆者が働く沖縄県では，29.9％の子どもが相対的貧困であり，朝食を食べてこられない，宿題を見てもらえない，忘れ物が多いなど家庭環境が学校生活に大きく影響している事例も多い。家庭環境自体の改善には時間を必要とするため，OTは作業遂行に与えている影響を分析し，家庭環境の改善の有無にかかわらず，ただちに子どもの作業遂行の拡大に取り組む。

　筆者は，両親が精神的に不安定で仕事も安定せず，家庭では家事の手伝いで宿題ができず（作業剥奪），生活リズムが崩れ朝起きる時間が遅いために毎日遅刻をしていた（作業不均衡）小学2年生の男児に対し，教員と朝の時間にその子の好きなプラバン作りができる環境を整え，さらに字が書きやすくなるよう鉛筆やノートを工夫した。男の子は朝早く来校するようになり，学校で宿題もできるようになった。そのことにより家庭環境の改善を待たずに，子どもの学習や学校生活ができる保障を整えた。

　OTは子どもたちの作業的公正のために柔軟に状況を分析し，参加のための機会と資源へのアクセスを保障していかなくてはいけないのである。

まとめ

　OTは，教員や保護者，本人が届けたい教育を選択し，その実現に教員が力をもてることを目的に，協働的なチームをつくり，情報提供をするなどコンサルテーション的役割を担う。OTが焦点をあてる届けたい教育は，チームのエンパワメントを可能にし，変化し続けるプロセスをつくり，関わるすべての人の健康に影響をきたす。インクルーシブ教育に重要な役割を果たすのである。

参考文献
1) 文部科学省：共生社会の形成に向けたインクルーシブ教育システム構築のための特別支援教育の推進．特別支援教育の在り方に関する特別委員会報告　1
〔https://www.mext.go.jp/b_menu/shingi/chukyo/chukyo3/siryo/attach/1325881.htm〕（2021.2.20参照）
2) 文部科学省：「チームとしての学校」の在り方
〔https://www.mext.go.jp/b_menu/shingi/chukyo/chukyo3/siryo/attach/1365408.htm〕（2021.2.20参照）
3) 荒井浩道：ナラティヴ・ソーシャルワーク"〈支援〉しない支援"の方法．第1版．p.67-70，新泉社，2014
4) 日本作業療法士協会：作業療法の定義．
〔https://www.jaot.or.jp/about/definition〕（2021.2.20参照）
5) カナダ作業療法士協会（著），吉川ひろみ（監訳）：作業療法の視点　作業ができるということ．p.35-36，大学教育出版，2000
6) チャールズ・A・ラップ，リチャード・J・ゴスチャ（著），田中英樹（監訳）：ストレングスモデル　精神障害者のためのケースマネジメント．第2版．p.108-125，金剛出版，2008
7) エリザベス・タウンゼント，ヘレン・ポラタイコ（編著），吉川ひろみ，吉野英子（監訳）：続・作業療法の視点　作業を通しての健康と公正．p.83-169，大学教育出版，2011
8) 荒川　智，越野和之：インクルーシブ教育の本質を探る．p.10-15，全障研出版部，2013
9) 仲間知穂，松村エリ，上江洲　聖，他：保育所等訪問支援における巡回型学校作業療法．作業療法　**37**：427-433，2018

2 教員との作業療法面接

仲間 知穂（YUIMAWARU（株）　作業療法士）

学校作業療法の面接とは

1. 目的とプロセス

　クライエントが専門家に支援を依頼する状況は，すでにさまざまな問題の対応に追われ，不安を抱え，早急に問題をどうにかしたいと焦りを伴っていることが多い。OTは教員や保護者が届けたい教育の目標（作業目標）を設定することを促す[1]。目標設定を通して問題に偏っていた焦点を届けたい教育へと移し〈①〉，教員と保護者が目標の実現に力を持てること（エンパワメント）〈②〉を支え，教員・保護者と共に計画を立案し遂行できる協働的なチームを構築する〈③〉ことが作業療法における面接の目的である。

　作業療法面接のプロセスは，1）面接の目的と役割の説明，2）目標設定，3）教員による支援プランの立案，4）モニタリングの流れで進めていく[2]。通常初回の面接では1）～3）までが協議される。

2. チームの構成

　面接のコアメンバーは，クライエントである担任，保護者，本人になるが，その他にもクライエントの作業遂行の実現に必要なメンバーを招集する。特別支援教育コーディネーター，校長・教頭，支援員，スクールソーシャルワーカー・スクールカウンセラー，養護教諭，福祉サービス関係者，民生委員，自治会，学童，役場（障害福祉課・子ども課・子ども家庭相談課・教育委員会等），委託相談員，適応指導教室，児童相談所，青少年サポートセンター，県教育センター等，学校ではさまざまなメンバーが想定される。

　OTがチームメンバーを集めることも多いが，担任，特別支援コーディネーター，教頭に依頼する場合もある。学校の文化やルールを尊重することが重要である。

3. 面接の場所と時間

　学校では面接時間への配慮も大切であり，通常放課後の時間（16：00ごろ）から開催されることが多く，45分～1時間以内に終えることが求められる。事前に面接の場所や時間について学校責任者と打ち合わせする必要がある。

4. 面接のアプリケーションADOC for School（ADOC-S）

　筆者は面接にADOC-S[3]を活用している。学校作業療法の面接は，複雑な状況に対応しながら行う必要がある。ADOC-Sはイラストを介してチームで視覚的に情報を共有でき，面接の方向性もブレることがなく便利である。時間が限られている現場では，重要なことだけを決めて詳細は別の時間に行うこともある。　視覚的に共有できるADOC-Sは必要な工程だけを選択して進めてい

図 語りの糸口と届けたい教育

ける点でも優れている（トピック②参照）。

面接の目的と役割の説明

1. オリエンテーション

　初回面接ではチームメンバーの紹介と面接の目的の説明から入る。学校と家庭の連携の状況はケースバイケースで，状況に応じ可能であれば初回から一緒に面接する。不安が強い事例や，学校の文化的に家庭の介入に慣れていない現場では初回のみ別々に面接を実施する。

　面接の目的を事前に説明することは，学校と家庭の主体的な参加とチームの協働関係の構築に重要である。筆者は「先生や親御さんが今お子さんにできるようになってほしいと期待することや，その子自身のやりたいことは，今届けるべき大切な教育です。作業療法の目的は，その届けたい教育をその子の力を最大限発揮してクラスの中でできるよう先生が安心して取り組めることです。そのため，まずチームの届けたい教育を明確にし，目標として共有したいと思います。」と説明している。

2. 学校と家庭の状況共有

　問題の対応に追われてきた教員に，いきなり届けたい教育を聞いても，始めから安心して語ることはできない。語りの糸口はまず教員が話しやすいことからがよいだろう。その時に注意するべきことは，その語りによって面接の目的から外れないようにすることである。そのためOTは，語りの糸口を常に届けたい教育に結びながら紐解いていく。筆者は事前に「先生が問題を感じることは，今できるようになってほしいという思いがあるからではありませんか？ 問題を感じることは届けたい教育の入り口なのです。ぜひその入り口をみんなで共有しましょう。」と伝えることで，学校と家庭が安心して語れる環境作りを意識している。

　語りの糸口には，①学校と家庭が問題を感じていること，②取り組んできたこと，③その子の得意なこと，④最近成長を感じること，などがあげられる（図）。これらの状況の共有は，教員と保護者が一番注目していることを互いに知る機会としての役割をもつ。学校は学習や対人交流などが中心になりやすいが，家庭では朝の支度や家族関係，放課後の過ごし方について注目していることが多い。互いの環境から見えてくることの共有によっ

て，幅広い生活の状況を把握することができる。

ADOC-Sは68項目の活動と参加のイラストを見ながら選択できるため，生活全般のとを共有できる。

目標設定に重要な技術

1. 届けたい教育とその問題の本質

面接の目的を説明したとしても，すぐに視点を変えることはできない。そのため教員が今，問題と感じていること，取り組んできたことなどを話し始める時，まだ問題に焦点があたっている。OTはそこから「特にどんな場面で問題を感じますか？

本当はそんなときにどうしてほしいと思いますか？ それは何故ですか？」と，具体的な作業形態や意味を聞いていくことで，届けたい教育とその問題の本質（作業遂行の問題の本質）を明らかにしていく（図）。

ADOC-Sを利用した面接の場合，教員や保護者が選択した作業について一つひとつ聞いていくことで，全員の理解を深めることができる。

【事例：Aさんの場合①】

小学4年生（通常学級）。担任B先生は，Aさんの授業中の飛び出しについて悩んでいた。OTが「特にどんなときに飛び出してしまうことに悩んでいますか？」と聞くと，B先生は「自分勝手にいなくなると，友達に認めてもらえない。」と話した。さらに何故友達に認めてもらえることが大切なのか，その先にどんなことを期待したいのか等聞くと，先生は友達と一緒に学ぶことで協力や達成感を経験させてあげたいと授業に込められた思いを語った。

このように「授業中の飛び出し」という作業形態だけにとどまらず，その作業に込められた意味を聞いていくことで，授業の参加は「友達と一緒に学べることを通して達成感や協力することをAさんが経験できること」が重要であり，授業中飛び出してしまうことは，その作業を遂行するうえでの問題であることをチームで共有できる。

2. クライアントの作業への無知の姿勢と興味

「教室からの飛び出し」という問題は，それ自体が社会的に問題としてレッテルがあるため，教員として当然取り組むべき課題であるという，潜在的な縛りをもっている。OTは，この教員を縛り続けているストーリーに対し，「飛び出さなければどんなことが期待できるのか」という "飛び出し" という問題自体をいったん外在化して教員と一緒に考えることで，『友達と一緒に学べることを通して協力や達成感をAさんに経験させたい』という，本当に期待したいユニークなストーリーの出現につながるのである[4]（図）。

OTは「Aさんの授業」という作業について，作業形態（どうあることを望み）や意味（どうして大切なのか）は，B先生しかわからないという無知の姿勢と，そのことを知りたいという興味をもつことが重要である。OTの作業に対する無知の姿勢と興味は，クライアント自身が本当に大切な作業を選択することを助けるのである。

3. リスクマネージメント

教員や保護者の語りから明確になった届けたい教育と別に，子どもや教員，保護者を危険にさらす恐れのある問題（潜在的な作業遂行の問題）について，OTはチームでリスクマネージメントをすべき時がある。その際OTは積極的に教員がその危険について理解し，回避やその先の対応含めた計画を立案できるよう従事する[1]。

【事例：Aさんの場合②】

Aさんは情報量の多さにパニックになる傾向があり，B先生が選択した "教室で友達と一緒に学ぶ" という作業形態は，教室に入ることでパニックになるリスクを伴っていた。OTはリスクの提示によって教員が選択できる力を削ぐものであってはいけない。

そのため「教室で授業を受けさせるとパニックになる恐

表1 目標指向的な情報提供―授業に安心して参加し期待されている活動に取り組む姿勢がもてる

作業遂行上の問題点	立案できるプラン
①教室では緊張が高く精神的に疲れやすい	→緊張しにくい環境をつくる →定期的に疲れをリセットできる休憩をとる
②授業課題以外の時間は何をしていいのかわからない	→授業課題以外の時間でできる作業を準備する →授業課題を終えたら休憩をとれるようにする
③授業中自分が合っているのか不安が高い	→合っていることをフィードバックする →ここだけあっていれば大丈夫ですよ!と先にゴールを決めておく
④間違えることへの不安から相談できない	→相談時間を決めて先生から大丈夫か聞く →間違えたことに対して「チャレンジできたね」と正のフィードバックを行い,間違えることへの不安を和らげる

れがあります」といった提示ではなく「教室で授業を受けることで友達と学ぶ機会が持てますね。しかし教室内の情報量に対応できず,授業に集中したり,友達に興味を向ける余裕がないかもしれません。大切なことは友達と協力や達成感を経験できることなので,どうしたらそれができるのか一緒に考えませんか?」とリスクを提供する。

事例のB先生はOTの情報から,まずは"授業に安心して参加し期待されている活動に取り組む姿勢がもてる"ということから目標にしたいと話した。

潜在的な作業遂行の問題の提示によって,目標の形態が変わる場合もある。その他にも,優先順位の変更や,意味を満たせることを別の作業で実現する(たとえば友達との協力や達成感の経験を授業以外の場面で実現するようにする)などが考えられる。

4. 短期目標と長期目標の設定

さまざまな選択された届けたい教育から優先順位の高いものを短期目標として設定する。優先順位は教員が取り組みやすいことや,一番重要だと思うこと,行事など時期的に必要なことなど,ケースバイケースである。教員が目標達成の効果についてイメージできるように,OTは届けたい教育がさまざまな生活に影響を与える可能性についても伝える。幅広い選択肢のなかから教員が優先順位を決定できることを支える。

短期目標が選択できると,より具体的なイメージを明確にするために,「いつ」「どこで」「どんなふうに」それができることを目標とするのか,さらにその短期目標が達成した先にどのような生活を期待したいのか(長期目標の決定),目指す成果についてチームで話し合う。選択した目標について遂行度と満足度を10段階で評定してもらう。

担任教員による支援プランの立案で重要な技術

どういう教育的手立てがあれば子どもが力を最大限発揮して届けたい教育ができるのか,OTは教員と一緒に考える。支援プランは極力教員に立案してもらう。そのためにOTは,届けたい教育を実現するための目標指向的な情報提供と,チームでめざす成果を明確にする。

1. 目標指向的な情報提供

教室など求められる環境で学習や係活動のない作業を行うときの質を分析する作業遂行分析の情報は,学校生活での具体的な情報であり,注意障害や多動といった専門用語による情報と違い,取り扱いやすく,教員によるプラン立案をサポートする。

表2 GAS（Goal Attainment Scale）ケースA

長期目標	［1年後］学校や部活などで友達と一緒にやりたいことや期待されていることができる。		

短期目標

達成レベル	目標1 授業	目標2 友達	目標3 準備・片づけ
開始時 XXX1年8月28日	▲3年生の12月からクラスに入れない（相談室で遊んで過こす）。▲廊下でほろほろ歩いていることが多い。△他児童と一緒に遊んでしまうこともあり，巻き込んでしまう。	▲友達と交流のルールの苦手さから相手を不快にさせてしまうこともあり，学校や地域での友達お関わりに緊張がある。	▲物の管理に自分なりのやり方があり，学校や家庭の生活には効果的ではない管理である。
step1 とても期待未満	得意な教科や，授業に見通しが持てることがあれば促しで参加。授業課題を取り組み達成感やほめられる経験を積むことができる。	教室に少し行ける環境下で，休み時間など友達と接点が持てる。先生が見守るなかで交流し，よりよい関わりをアドバイス受けられる。	教室のロッカーなど決められた空間を活用して自分のものを保管する経験ができる（上手ではないが）。
step2 やや期待未満	一日の半分以上を教室で過ごし，工夫された環境の中で期待されている課題を取り組もうと意識が持てる。	クラスに参加するために先生のアドバイスから行動を修正する意識が持てる。	上手に効率よいもののしまい方を，先生のアドバイスを受けながら工夫しようと意識が持てる。
goal 目標達成ライン	授業に安心して参加し，期待されている活動に取り組む姿勢がみられる。	友達に認めてもらいながら，部活や学級に参加できるようになる。	決められたルールに従いながら物の管理するよう意識できる。
1 やや期待以上	教室で過ごすことが当たり前になり，不安なことやできないことは先生に相談しながら取り組める。	友達に認めてもらえる成功体験から，自発的に相手の気持に沿った行動を取ろうと意識がけできる。	特定のものではあるが，決められた場所や位置などのルールに従いながら物の管理できる。
2 とても期待以上	教室で先生と相談しながら過ごすなかで，自信が持てる。	クラスや部活動で信頼できる仲間が築ける。	先生や親と相談し，アドバイスを受けながら主体的に物の管理を心がける。

介入後： ▢ 平状時　　▢ できる時もある

【事例：Aさんの場合③】

Aさんは「授業に安心して参加し期待されている活動に取り組む姿勢がもてる」ということに対し，①教室では緊張が高く精神的に疲れやすい，②授業課題以外の時間は何をしていいのかわからない，③授業中自分が合っているのか不安が高い，④間違えることへの不安から相談出来ない，など作業遂行上の問題点があげられた。

一方，利点としては①チャイムなどルールを意識して

いる，②先生の指示には反応できる，③先生に認めてもらうことに価値をもっている，④ノートや教科書を準備し学習課題に取り組もうとしている，⑤学習内容の理解ができる，といったことが明確になりチームで共有した。

B先生はその情報を活用し支援プランを立案。Aさんができている行動に対し正のフィードバックをする，授業中の待ち時間の不安を埋めるために手伝える活動を増やすなどの教育的手段を取り入れた。

目標の実現に向けて教員が力をもてる（エンパワメント）ためには，選択肢を広げ選択の自由を持っていると教員が自覚できる必要がある[5]。作業遂行分析の情報はわかりやすく，取り扱いやすいため教員がさまざまなプランを立案できる（**表1**）。幅広いプランから，クラスの状況などに合わせて選択できる点でも有効である。

2. 目指す成果を明確にする

目指す成果とは，目標を詳細に示したものであり，短期目標設定時に明確にすることが多い。将来の可能性を感じチームで主体的に取り組めるためには，達成可能目標があることを学校と家庭が共有することが必要であり[1]，チームの協働関係を深める役割も果たす。

【事例：Aさんの場合④】

友達と一緒に学ぶなかで協力や達成感を経験させるという目指す成果について，Aさんの父親は「学校では授業の時間が中心だから，そこでの友達との経験は大切なんですね。僕は息子と算数だけでも自信をもってもらいたいと思って個別に教えています。それが役に立ちそうですね。」と話し，B先生は「いいですね！算数から取り組みを開始しましょうか。」と優先させる行動を選択した。

具体的な目指す成果の共有は，教員や保護者が今まで行ってきたことや，これから行えそうなことを含めて，行動の選択につながる。

モニタリング

筆者は月に1度モニタリングを実施している。目標達成までの途中経過をGoal Attainment Scale（以下，GAS）を改良した用紙を用いて5段階で設定している（**表2**）。目標達成までの段階づけは作業遂行分析の情報と，行動の優先順位を元に設定している。

【事例：Aさんの場合⑤】

表2の目標1（授業）参照。目指す成果の共有で提案された，家庭で算数を取り組み，学校でも得意な教科として認識できた算数からクラスに参加することは，学校と家庭が共通認識できたことであった。そのため，「得意な教科や授業に見通しがもてることがあれば促しで参加」としてStep1に入れている。このことによりチームは早期に取り組むことができる。またこのStep1の達成は学校と家庭の関係性が不安定であった本事例にとって，連携を深める重要な1歩でもあった。

このように段階づけはチームの状況も考慮する。モニタリング会議では，GASを元に経過を共有し，教員や保護者の取り組みが作業遂行へとのような影響を与えているかを共有する。教員は自分の行っていることが子どもの成長に役立っていることを知り，有能感をもてる。

まとめ

面接の目的は問題に当たっている焦点を届けたい教育（作業）へと移し，教員と保護者が目標の実現に力をもてること（エンパワメント）を支え，教員・保護者とともに計画を立案し遂行できる協働的なチームを構築することであり，学校作業療法における最も重要な技術である。

文献
1）カナダ作業療法士協会（著），吉川ひろみ（監訳）：作業療法の視点：作業ができるということ．p.62-84，大学教育出版，2000
2）仲間知穂，松村エリ，上江洲 聖，他：保育所等訪問支援における巡回型学校作業療法．作業療法 **37**：427-433，2018
3）仲間知穂，今井悠人，山本健太，他：ADOC学校版（Aid for Decision-making in Occupation Choice for school）の開発．第47回 作業療法学会，2013
4）野口裕二：物語としてケアーナラティブ・アプローチの世界へ．p.69-106，医学書院，2002
5）チャールズ・A・ラップ，リチャード・J・ゴスチャ（著），田中英樹（監訳）：ストレングスモデル 精神障害者のための事例マネジメント．第2版．p.50-108，金剛出版，2008

Topic ②

ADOC-S

友利　幸之介（東京工科大学医療保健学部リハビリテーション学科　作業療法士）

●はじめに

　教育における協働（collaboration）の定義として，FriendとCook[1]は，「共通の目標に向かって取り組む際に，共有意思決定（shared decision-making；SDM）に主体的に関与する，少なくとも2名以上の当事者間の直接的なやり取りである」と述べている。学校作業療法においては教員との協働が不可欠であるが，この定義に従えば，教員と作業療法士（以下，OT）らが同じ目標に向かって主体的に意思決定に関与すること，と言い換えることができる。

　ADOC-S（Aid for Decision-making in Occupation Choice for School）は[2]，保護者（子どもも含む），教員，OTら専門家が，学校生活における活動や参加レベルの目標を一緒に立案するために開発されたiOS（iPad/iPhone用）アプリケーションである。図に示すとおり，子どもの日常生活における作業場面が描かれている68枚のイラストをiPadで提示し，保護者，先生，OTなど，各自で子どもにできるようになってほしい作業を選び，かつその作業を選択した思いも共有することによって，皆で学校作業療法の目標や優先順位を決めていくことができる。ADOC-Sの特徴として，以下の3点があげられる[2]。

●障害よりも作業に焦点を当てた 目標の特定を促進する

　ADOC-Sは，既存の活動と参加領域の評価から841項目を抽出し，国際生活機能分類-小児青少年版（ICF-CY）の活動と参加に準じて選別さ

れた65項目のイラストが採用されている。目標は，この中から選択されるため，いわば必然的に活動と参加レベルも目標となる。項目は，セルフケア17項目，対人交流9項目，学校生活22項目，遊び20項目で構成されている。ただし学校生活などは属する文化圏によって大きく異なる。ADOC-Sは，日本の文化圏での検証しか終えておらず，現在英語圏で勤務する作業療法士にアンケートを行い，項目やイラストの見直しなどを行っている。

　また，これらのイラストを提示しながら作業療法の役割について説明することで，教員や保護者の理解を促すことも可能である。

●目標設定のSDM（shared decision making：共同意思決定）への参加を促す

　ADOC-Sは「みんなで決める」をコンセプトに開発している。保護者や教員に選択してもらうことが多いが，もちろん可能であれば，子ども本人も目標設定に参加してもらうことが望ましい。まず，イラストを見てもらいながら，重要な作業を選択してもらう。

　たとえば，「このイラストのなかで，できなくて困っていること，本人ができるようになりたいと思っていること，子どもにできるようになってほしいと思うことはありますか?」と問いかける。重要だと思ったイラストをタップしてもらうが，タップするたびにイラスト右上に①→②→③→④と数字がカウントされていく。これは重要度を意味している。子どもの目標設定には，クライエントは保護者，教員，子どもと複数になることが多く，その全員に1人1票としてタップしてもらい，票が集まった作業が，皆が重要

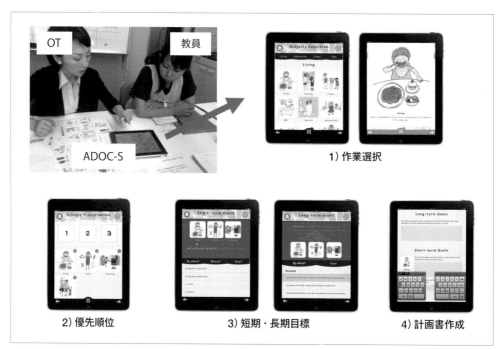

図 **ADOC-Sの実施場面とアプリの手順**

1) 作業選択
2) 優先順位
3) 短期・長期目標
4) 計画書作成

と考えている作業，という使い方もできる。

　現在，個別教育支援計画書や個別指導計画書は，教員・専門職側で作成してから保護者に同意をもらうという手順が主であるが，ADOC-Sで計画書を作成する前に，教員と保護者が一緒に意見を出し合い，計画書の下案作成ができればと考えている。

●短期目標と長期目標の一貫性

　ADOC-Sでは，短期目標と長期目標を立案するが，複数の目標設定参加者のイメージの擦り合わせていくために，選択肢を選ぶことによって目標が具体化されるような仕様になっている。たとえば，短期目標には「いつまでに」・「どこで」・「どのように」というカテゴリーがあり，「いつまでに」のカテゴリーには，「今学期中」「来学期中」「1カ月後」…といった選択肢があり，それをタップすると目標に追加される。

　長期目標も「自分」・「人」・「社会」のカテゴリー

があり，「自分」のカテゴリーには「やりたいことができる」「規則正しい生活を送る」「自分の個性を伸ばす」といった項目が含まれている（これは道徳の指導要領を参考に作成されている）。さらに，これらはiPad上で編集もできるほか，Windowsアプリ（無料）にて，Excelファイルで編集することも可能である。

【入手方法】

　ADOC-SはiOSアプリであり，Appストアから購入可能である。ペーパー版はホームページから無料でダウンロードすることができる。

文献
1) Friend M, Cook L：Interactions: Collaboration skills for school professionals. 7 ed, p.6, Boston, 2013
2) Tomori K, et al：Development of a Tablet Application for Collaborative Goal-setting in School-based Occupational Therapy: The Aid for Decision-Making in Occupation Choice for Schools（ADOC-S）. *J Occup Ther Sch Early Interv* **13**（1）：1-14, 2019

3 子どもの作業遂行分析

酒井 康年（うめだ・あけぼの学園　作業療法士）

作業遂行分析を行う

　本稿では，作業遂行に焦点を当てた分析について説明を行っていく。

　作業療法士が行う分析技術には，作業分析・活動分析・課題分析などの用語があるなかで，作業遂行分析という用語を選択している。作業遂行のその状態を分析することを目的としているからである。作業遂行のその状態を分析するということは，対象となる子どもが行っている行動を観察し，そして分析をすることである。分析するための手法としては観察することが中心になる。では，行動観察という用語でよいか。いや，行動観察では不足なので，作業遂行分析という用語＝概念が必要になる。

　単に，人が行動している様子を見るだけでなく，どんな人が，どんな人的・物的・時間的環境のなかにあって，どんな作業活動に従事し，実行している本人はどんな意味や価値を感じながら，遂行しているのかを把握したいのである。非常に多角的な観点からとらえたい，理解したいのである。行動が，その場の環境などと無関係に生じることはない。特に学校作業療法においては，学校という多義的な，多価値的な環境であり，場であり，複雑な文脈が交錯している環境が舞台となる。そのような複雑な相互作用のなかにあって，対象となる子どもの行動は生じているのである。その相互関係を理解したいのである。それが作業遂行分析

という概念を用いる理由である。

　本稿では，作業遂行は，人－環境－作業の相互作用の結果として生じるものである（PEOモデル）との考え方に基づき，説明を行っていく。これが唯一の観点・モデルという意味ではない。他のモデルに基づいて分析することでももちろんかまわない。筆者がPEOモデルに基づいて理解をしていくのは，シンプルな関係性だからである。学校作業療法の活動場面は，多職種連携が求められる場である。その多職種と話をするときには，専門用語の扱い方に留意すべきである。作業療法独自の専門用語を使ってはいけないということではないが，あまりに独自の用語は理解してもらうのに苦労することや，誤解をまねく恐れがあることを念頭におきたい。筆者は場面によって使用方法を検討している。

　作業遂行は，人－環境－作業の3要素によって構成されている。3つの要素をそれぞれに分析をしていくことが必要である。その際に求められるもう1つのキーワードが発達的視点である。1つひとつ説明をしていきたい。

作業遂行分析における人の分析

　作業遂行を行っているその人を分析することである。対象となる子どもが中心になる。子どもを取り囲むクラスメイトや担任の先生，その他の人々に関する分析は【環境】で取り扱う。人的環境という

構成要素になる。

　分析対象は，子どもが"中心"と書いた。学校作業療法の場合，種々の形で仕事の依頼があるものの，たいていの場合は，検討する対象としての子どもが特定されている。その場合は，その子どもがここでの分析対象である。しかし，学校作業療法においては，それだけでは不十分である。

　もう1人，重要な主人公候補がいる。それは担任の先生である。多くの場合，担任の先生が，主訴となる相談内容を提出してくれる。提出される主訴は，対象となる子どもへの対応方法や，指導方法，関わり方である。それは見方を変えると，先生により行われる教育活動上の課題であるといえる。換言すると，教育活動という先生の大事な作業を遂行するうえでの課題といえるのである。先生の作業遂行上の課題ということは，この課題に対して作業療法は，作業遂行分析を用いて対応することができる。したがって，作業遂行分析の分析対象が担任の先生になり，話題になっている子どもは，先生にとっての環境要因になるのである。

　学校という場は，先生という主体と，対象となる子どもという主体とが，それぞれの文脈のなかで作業遂行を行い，その作業遂行が相互の作業遂行に影響を与えあう状況にあるといえる。もちろん，少し考えるとわかるように，先生と1人の児童・生徒という2人だけの世界はありえない。多くの子どもたち，管理職を含めた大人たちの作業遂行が交錯している場所であるといえる。このことは，頭の隅に入れておいてほしいことである。

　さて，作業遂行をしているその人を分析することについて話を戻す。子どもの能力を把握するためには，通常のセラピールームで作業療法介入を行う時の知識が当然役に立つ。心身機能面，認知・学習面，などさまざまな角度から分析可能である。ただし，学校という現場でできることは限られているので注意をしてほしい。自分が理想とするすべてのデータを集めるために学校訪問の機会を使うようなことがあってはならない。時間や場所

に制限があることが多いので，そのなかで活用できるものを活用していく。この時に大事なことは，「○○がない」「○○ができない」からデータが得られないというスタンスではなく，目の前にいる子どもから，いかに少ない場面から，多くの情報を導き出すことができるか，である。小さいリアクション，小さな一言を見逃さないようにしていくことが大事である。限られた時間のなかで得られた情報だけという限定であるかもしれないが，そこまでで得られた情報を整えていく。5分なら5分の，20分なら20分の，60分なら60分のアセスメントがあるのである。5分ではできないのではなく，60分よりは限定的である，ということで考えたい。

　筆者が，小学校通常学級の巡回相談に行った時のことである。あるクラスの観察に行ったところ，授業の予定が変わってしまったとのことで，テストを行っていた。対象となる子どもは，まじめにテストを受けており，一瞬「さすがに，何もわからない‼」と思ってしまった。しかし，気を取り直し，いつものように「何かサインはないか」と丁寧に見続けていると，次第に見つかっていった。テストの問題に取り組んでいて，難しい課題にあたった時のちょっとしたリアクション，時間が長くなってきたときの疲れ方や，疲労ストレスに出会った時の表現などの情報を得ることができたのである。

　重要なことは，子どもの姿を見る時に，減点方式でみるのではなく，加点方式でみていくことである。加点方式にする大きな理由は，子どもがどんな能力を発揮しているのかを把握するためである。何らかの理由で話題になっている子どもの場合，とかく「できない」姿に注目しがちである。落ち着きがない，座っていられない，じっとしていない，いつも立ち歩く……これらできない姿のオンパレードのなかから，子どもの姿を理解し支援するためのヒントをみつけることは，実は難しい。できない姿だけが強調されるからである。できない情報がいくら集まってもヒントにはならない。できる姿を見つけていくと，今後の支援のヒントになっていく。全体には落ち着きがないのだが，給食の時に，好き

なパスタが出たときは3分座っていられる。音楽の授業の時に，隣が好きな女の子で，笛の活動をするときは座っていられる。これらができることである。できることがみえてくると，それぞれ次に広げたいことが浮かんではこないだろうか。パスタの時に，3分30秒まで伸ばせないかな。音楽の時に女の子に応援してもらって，歌う時も座っていられないだろうかな，といった形で。こういった姿は，時に「〇〇の時だけできて，他ではできない」「それでは困る。いつでも，どこでもできないと困る」と言われることもある。それはたしかに一理あるものの，やはりここも「他ではできない」という減点方式ではなく，「ある条件が整った時はできる可能性がある」という加点方式でとらえてほしい。まったくできる可能性がなければ，トライすることは考え直さなければいけないが，少しでもできる可能性があるのであれば，次に考えることは，それを広げ，伸ばすことである。大きく異なる対応になっていくのである。

もう1つ「できること探し」のコツを紹介する。それは，まず状態の設定を，とても特徴が強いことを，しかも最大限に強いことを想定する。そこを起点にして，それに比べたらどれぐらいできているかという発想をしていくのである。落ち着きがないという子であっても，多くの子どもたちは学校を飛び出すほどではないことが大半である。学校を飛び出す子がいたとしても，学校に登校しているからこそ，学校に入ったからこそ，飛び出すということが成立している。学校に来ていなければ，飛び出すではなく，不登校である。遅刻が多い子どもの場合でも，休みはあるのか，早退はあるのか，遅刻においても時間はどれくらいか，給食までには来られた，などである。「でも」「他の子どもは」「もう〇〇年生なのに」のような常識や前提条件を取り払い，最大限に強い特徴と比べたときに，どの程度できているかをみつけるようにすることが，「できる探し」を行うコツである。

ある通常学級で，クラスにいることができず，廊下を歩き回っているという子どもの相談に対応した

ことがある。本人は最初の授業の15分は在席していたものの，その後は教室から出ていき，館内をうろうろしていた。しばらく観察してから保護者に「意外とやれていますね。もっと大変なことになっているかと思っていました」と感想を伝えた。そのコメントに保護者はびっくりして「こ，これで，ですか?」「どこが?」「15分もいることができた」「教室を出る時に走らずに歩いて出られた」「出る時に他の子に迷惑をかけなかった」「廊下を走ることはない」「廊下で大声を出すこともない」「他の教室や職員室に入ることがない」「全体に，他の学年・クラスに迷惑をかけることがなく，一定程度の社会的ルールを守ることができている」「で，でも，先生。走ることはあります!」「それはあるかもしれませんが，今日は歩いていました。できる力をもっていますね」。

なんでもかんでも褒めればよいという単純なことではない。しかし，子どもたちに「また出ていった」「授業に参加しない」といった否定的注目ではなく，「〇〇はできている」「この点はやっているね」という肯定的注目を届けたいのである。自分の身に置き換えて考えてほしい。常に否定的注目をして，あたかも自分の行動を監視しているかのような人の話を素直に聞くことはできるだろうか。こちらの事情や言い訳を少しくらい言いたくなるのではないだろうか。

先生の分析をする際にもスタンスは同じである。得意なことは何か，できていることは何か，先生がクラスに肯定的影響を与えていることは何か，などを把握していく。こういった分析を通じて，先生が大事にしていること，価値を置いていることを探っていくとよい。

作業遂行分析における環境の分析

次に紹介するのは，環境の分析である。筆者は，環境を人・モノ・時・場に分けて考えている。そ

表 環境を人・物・時・場に分けた要素ごとの視点とコツ

	人	モノ	時	場
環境分析としての視点	・どんな人がいるか ・本人と関係がある人だけでなく，一見無関係に見える人も含めて，すべてピックアップする ・それぞれの人は，本人とどんな関係がある人か ・直接的な関係だけでなく，本人たちの自覚によらない影響の有無も観察していく	・どんなモノがあるか ・本人と関係があるモノだけでなく，一見無関係に見える物も含めて，すべてピックアップする ・それぞれのモノは，本人とどんな関係があるか。本人が関わりをもつモノは何か。もたないモノは何か ・それぞれのモノに共通する特徴は何か ・直接的な関係だけでなく，本人の自覚によらない影響の有無も観察していく	・1年の中で ・季節の中で ・1ヵ月の中で ・1週間の中で ・1日の中で ・1時間の中で 各ピリオドの前半後半	・聴覚的 ・視覚的 ・嗅覚的 ・その他の感覚的に ・子どもの目線の高さで把握するようにする ・できれば複数の人の目で確認するほうが，異なる情報を得ることができる可能性がある 馴染みの場所か否か その場所がもつ意味は？一般的な意味と，本人にとっての意味
特に、特定の行動やエピソードとの関連で分析する時の視点	そのエピソードが生じるときに関わる人を書き出す。視点としては ・誰とでも変わらないか ・特定の人の時に生じるか ・特定の人だと生じないか 特定の人とは？その特徴は？ ・保護者 ・担任 ・園内の職員 ・見ず知らずの人 ・子ども ・年齢 ・性別 ・体格 ・力関係	そのエピソードが生じる時に，特定のモノが関係しているか。あるいは関係していないか そのモノの特徴は？ ・大きさ ・重さ ・長さ ・色 ・肌触り ・価値 ・所有者 ・文脈	どんな時間帯だと，そのエピソードが生じるのか，生じないのか 時間帯の共通項はあるか？	そのエピソードが生じる時に場所と関わりがあるか？ 特定の場所で見られることか？ 場所には関係がないか？ それぞれ共通項はあるか？

の時の要素ごとの視点，コツを表に示す。

"人"を分析するときのコツとしては，クラスで関わる友人や先生方だけでなく，他の人たちの関与や影響はないかを見ていくことである。Ⅱ章-7のチームアプローチの項にて，学校における多職種の紹介をしている。参考にしてほしい。意外な人が，対象となる子どもの貴重な情報をもっていることがある。また，他の保護者の影響などにも気をつけたい。この点はめったに直接見ることはできないので，意図的に先生から情報を引き出す必要

がある。これを聞いておくことは重要である。すでに他の保護者から、対象となる子どもの行動のことでクレームがあったり、1年生の時から、ときには就学前の保育園時代からの関係であったりということがある。もちろん、ポジティブな影響をもっていることもあるので、ぜひ、聞き取りをしてほしい。

"モノ"を分析するときのコツとしては、そのモノが持っているアフォーダンスの要素や、他の子どもたちにとっての影響力や価値観などを視野に入れることである。

"時"を分析するときのコツとしては、授業開始からの時間経過は特に意識しておきたい。実際に行動している時間や、頻度についても注視したい。なかでも「いつも」という言葉には注意が必要である。「いつも」と言われると、つい「いつも」と思い込んでしまうからである。「いつも」という話を聞いたときには、その「いつも」というのは100%なのかを確認するようにしている。「いつも立ち歩いています」というのであれば、どの授業でも必ず、どんな時も、つまり座ることは一切ないということを意味しているのかの確認である。100%であるなら100%なりの対応をするのであるが、90%であるならば90%としての分析になるのである。先に見た減点方式ではなく、加点方式で見ることが、ここでも必要である。頻度については、正確なものでなくてもよい。肌感覚で、毎日なのか、毎日まではいかない、週に1回、2週に1回、などでよい。

その"場"を分析するときのコツとしては、分析対象が小さな子どもである場合には、子どもの目線に視線をそろえて、その高さから見える景色を分析していくようにする。感覚的な環境の情報も重要である。匂いや、音、光など、意識せずに自分自身が適応してしまっていることがあり、気づきにくいことがある。

作業遂行分析における作業の分析

作業分析は、「作業のもっている多面的な特徴やそれが健康に与える影響について分析すること。作業と人間の作業行為を生物学的、心理的、社会的、文化的関係のなかで、構成する要素に分け、その相互関係を明らかにすることで、作業療法においては活動分析や課題分析という用語と同義語で用いられている」[1]と紹介されている。筆者は、作業活動の作業という側面に焦点をあてて分析を行うことを作業分析、作業活動の活動としての特徴と構造の分析を行うことを活動分析として分けて考えている。

作業分析から説明する。作業に焦点を当てるということはどういうことか。作業とは「非常に個人的なものである。作業はその人特有のものである」「ある人が行う特定の作業は、その人に特有のもので、作業の経験も特有である」[2]と紹介されているように、その作業に従事する人の価値観などが反映されているものである。その面からの分析である。従事しているその作業活動に対し、従事する当の本人はどんな価値観を抱いているかである。単純に好きか嫌いかに始まり、できるようになりたいと思っているのか、得意／苦手、恥ずかしさ、押しつけられる、主体的にできる、自由にできる、などなど。そして好む作業の種類・特徴についても把握できると望ましい。人とともに行う作業を好むとか、単調な繰り返しの作業を好む、といった形である。また、Sensory Needsの把握も忘れずに行う。感覚に対する好みである。Needsがあることは即問題があることを意味するわけではない。誰にでもあるものである。Needsが強い時には行動上の課題になっていることがあるかもしれないが、誰にでもあるものなので、対象児のNeedsを把握すると、行動理解に役に立つことが多い。

ある学校で、毎朝登校すると、先生の眼をかい

くぐって行方をくらます子どもがいた。子どもがいなくなるので，先生たちは当然，捜索をする。見当たらないと校内放送で「○○君を探しています」と呼びかけをする。職員室の先生が「またいなくなったんだな」「これで少しすると出てくるんだよな」と話していた。「もしかして，意図的にこの放送を流させていますか？ 今日も計画どおりに先生たちに，放送を通じて自分の名前を呼びかけさせることに成功してしまった，ということはないですか？」と投げかけた。このように，一見すると気づきにくい価値観にこそアンテナを向けていきたい。

次に，活動分析について説明をする。筆者は取り組んでいる作業活動がどのような特徴と構造をしているのかを分析することとしている。特徴とは，その活動をどのように特徴づけられるかを分析する。人と触れ合う活動／触れ合わない活動，コミュニケーションを伴う／伴わない，クールダウンしていく活動／興奮していく活動，眠くなる活動／目が冴える活動・・・のような形である。

その構造を理解するためには，次のステップにより，分析を行っていく。

まずは，その活動を時間軸に沿って分解をしていく。そして時間軸によって，バラバラになったものの1つひとつをさらにどのようなプロセスで成り立っているかを明らかにする。

最後に，その1つひとつのプロセスでどんな力が要求されているのかを分析していく。

ただ，これを実際に行おうとすると，すぐにいくつかの困難に出会うだろう。1つは，活動をどのタイミングからどのタイミングまでの一区切りなのか決めることの困難さである。たとえば，食事を取り上げてみる。友人と食事に行く約束を取り付けることから，実際に食事に行き，会計を済ませるところまで，という区切りがある。食べるメニューを思いつき，買い物のプランを立て，買い物を行い，帰ってきて調理をして，食べるという区切りもある。配膳までが終わっていて，席に座り，食べるという区切りも。どれが正しくて，どれが誤りであるということはない。範囲を決定する根拠は，解決した

い課題がどの範囲に含まれるかである。「食べる時に食べこぼしがある」ことであれば，食事の狭い範囲で済むだろう。調理と洗濯物干しの家事バランスがうまくとれないということであれば，比較的長い範囲の区切りになるだろう。

もう1つは，どの深さまで掘り下げるかである。再び食事を取り上げる。なかでも食事を味わうことを分析しようとすれば，次のようになる。

活動を時間軸に沿って分解する。＜食材を口に運ぶ→口に入れて→咀嚼→嚥下＞。そのなかで「味わう」が該当するのは＜咀嚼＞の部分である。ここのプロセスを分析してみる。＜口腔内に食材が取り込まれる→舌により左右に移動→咀嚼→味がしてくる→味を認識し→楽しむ＞。

さらに，このなかで「味わう」のは，「味を認識し→楽しむ」になる。この部分で要求される力は，＜最初に入ってきた食材の味と咀嚼による味の変化を受け入れる・適宜食材を舌で混ぜる・奥歯ですりつぶす・味に自覚的になる・味のイメージをもつ・過去の記憶と照らし合わせる＞と想定される。どこまで深く掘り下げるか。

たとえば味覚表象の成り立ち，言語機能の関与，記憶のシステム，咀嚼のメカニズムについての運動学的な理解，味わう間に口腔内に食塊をとどめる機能，などなど。さらに掘り下げようと思えば，唾液が出るシステム，味蕾により化学物質をキャッチする仕組み，味の物質構成，匂いと味の関係性などもある。このどの深さまで掘り下げるかも，正解はない。解決すべき課題を説明するのに十分なレベルにあれば，その段階でよいと考えている。

活動分析を行ううえでのコツをもう1つ。分析をするのは，「できない状況」を分析するのではなく，それが「できている状況」を分析し，そのうえで，できていない場合には，どの部分ができていないのかを見つけていくようにするとよい。上記の食事の場面の分析を見てほしい。一般の食事において，食べ物を味わうことができる状況を分析したことがわかるだろう。「できている状況」の分析で

ある。課題解決には，このなかで，対象となる子どもはどこが難しくなっているのかを見つけていくことになる。

発達的視点をもった活動分析

発達的視点という言葉は，さまざまな場面で使われており，人により異なるニュアンスで使われているので，統一した理解をもつことが難しい概念の1つだと感じている。ここでは，紙幅の都合上，発達的視点を詳細に述べることはできないので，一部紹介する。

1つは変化する，ということである。時間の変化に伴い，状態が変わることを常に念頭においておくことが重要である。今見ていることがスタートではなく，今は過去から今にいたる時間の流れの結果であり，未来に向けての時間の流れの原因になり，さらにその今も常に変化しているということである。

もう1つは，発達的視点をもった活動分析を紹介する。ある活動，機能を，われわれは発達の過程のなかで，どのように獲得してきたのかを分析・理解することになる。

ジャンプをするという活動がある。

ジャンプができるためには，歩く・走るができる必要がある←立位バランス←……。

ある場面でジャンプをするためには運動機能だけでなく，課題理解も必要になる。課題を理解できるためには，指示理解ができる←単語の意味がわかる←音の認識が……。

ここでも，どこまで広範囲に，深く分析するか判断に迷うところであるが，このように分析していくことが発達的視点をもった活動分析である。ジャンプするという行動が，どんな構造で発達的にできあがってきたのかを理解することができるだろう。この分析結果を踏まえて，今目の前で見られる姿

は，過去のどの力が不足して，どのように影響が表れて今につながってきたのかを把握していく。一方，過去だけでなく，未来にも目を向けたい。今の姿のまま経験を蓄積していくと，どのような力が蓄積されていき，蓄積できないものが出て，次のステップでどのようにつながっていくかを推察していく。

いずれにしても，このようにある活動・行動を，発達的に構造的に把握していくことが重要であると考えている。今見られている姿を，まずは，複数の視点から多角的に把握する。各視点において，発達的に変化する観点から，変化する時間軸を把握する。そのようにして，"今"を"水平横断的"（複数の視点・専門性）に把握することと，時間軸に沿って"縦断的"に把握することとを行うことで，現在の状況を"立体的・構造的"に把握することが可能になると考えている。単に，マイルストーンとして各発達の様子をおさえるだけでなく，紹介したように，その関係性や影響し合いを踏まえて把握していくことが，行動を理解し，さらに支援を考えていくためには必要であると考えている。

まとめ

作業遂行は，人‐環境‐作業の相互作用の結果としてみられるものである。作業遂行の分析は，その構成要素である人，環境，作業ごとに分析が必要であり，それぞれを分析する際のコツと紹介してきた。そして，子どもたちの分析のためには発達的視点が不可欠であるので，その一部を紹介した。

文献
1) 長谷龍太郎：発達障害領域の作業療法．p.21，中央法規，2011
2) エリザベス・タウンゼント，ヘレン・ポラタイコ：続・作業療法の視点．p.44，大学教育出版，2011

スクールAMPS

塩津　裕康（中部大学生命健康科学部作業療法学科　作業療法士）

●スクールAMPS

　学校版運動とプロセス技能評価（School version of the Assessment of Motor and Process Skills；以下，スクールAMPS）は，授業中に教室で，子どもの作業遂行を観察することにより，子どもが行う学校教科課題の遂行の質を評価する方法である[1]。

　観察後は，後述する「運動技能」と「プロセス技能」について，遂行分析を基に採点する。

　運動技能とは，課題環境内を移動したり，課題に必要なものを動かしたり，ものと関わる時の作業遂行の質を示す観察可能な行為である。

　プロセス技能とは，(a) 課題に必要な道具や材料を選び，関わり，使う，(b) ここの行為や工程をやり遂げる，(c) 問題が生じたら遂行を調整する，といった時の，作業遂行の質を示す観察可能な行為である。

　遂行分析とは，人がなじみのある環境で日常活動を遂行する際に共通に観察できる目的的指向的行為について，身体的努力性，効率性，安全性，自立性の観点で分析することである。評価者がこの遂行分析を基に行った採点は，課題難易度，項目難易度，評価者寛厳度によって間隔尺度（単位：ロジット）として表すことが可能である。ただし，ロジット値に換算するためにはスクールAMPS認定評価者になる必要がある[2]。

　スクールAMPSは，診断を問わず，3歳から15歳までのすべての生徒に使用可能である。その背景には，9,300人以上の生徒を対象とした国際的なサンプルから標準化されているためである[3]。

●スクールAMPS課題

　スクールAMPSには，鉛筆やペンで書く，描いて色を塗る，切って貼り付ける，パソコン操作，算数，の課題カテゴリーに25種類の課題が用意されている。

1. 実施手順

　スクールAMPSの実施手順を下記に記す。なお，作業療法介入プロセスモデル（OTIPM）に沿って実施することで，トップダウンの評価プロセスをとることができる[1]。

1) 教員インタビュー

　インタビューを通して，クライアントの優先事項と観察のためのスクールAMPS課題の決定し，観察のスケジュール計画などを実施する。

2) 観察と遂行分析の実行

　教員と4名以上の子どもがいる，自然な教室環境において，2つ以上のスクールAMPS課題の遂行を観察する。

3) スクールAMPS課題観察の採点

　運動技能16項目，プロセス技能20項目について採点する。採点の段階は，1点（重度の問題がある）から4点（問題なく遂行する）である。

4) コンピューターへの採点結果の入力

　採点結果をコンピュータソフトウェア（OTAP）に入力し，結果や報告書を出力する。

2. 技能項目

　各技能項目（表）について説明する。ただし，本項では簡略化した説明[4]であり，技能項目の詳細はマニュアル[1]や関連書籍[5]で確認されたい。

1881-6339/21/¥400/論文/JCOPY

1. 運動技能（16項目）	2. プロセス技能（20項目）
○**身体の位置** ・Stabilize：身体を安定させておくこと ・Aligns：身体の軸を垂直にしておくこと ・Positions：身体と物の位置を適切にすること ○**物の取得と把持** ・Reaches：手をのばすこと ・Bends：身体をかがめたり，しゃがんだりすること ・Grips：ものをしっかり把持し続けること ・Manipulates：手の中で扱うこと ・Coordinates：身体の2カ所を使って物を扱うこと ○**自分や物の移動** ・Moves：平面に沿って物を動かすこと ・Lifts：物を持ち上げること ・Walks：ある場所から別の場所に移動すること ・Transports：物を運ぶ技能 ・Calibrates：力の強さを適切に加減すること ・Flows：物を扱うときに腕や手の動きが円滑であること ○**遂行の維持** ・Endures：疲れずに課題を行うこと ・Paces：速すぎたり，遅すぎたりしないこと	○**遂行の維持** ・Paces：運動技能のPacesを参照． 　＊運動技能とプロセス技能の両方に含まれる技能 ・Attends：課題以外のことに注意がそれないこと ・Heeds：課題の完了までやり遂げること ○**知識の適用** ・Chooses：必要なものを選ぶこと ・Uses：使うものの本来の目的に沿った使い方をすること ・Handles：気をつけて物を扱うこと ・Inquires：必要な情報を適切に収集すること ○**時間の組織化** ・Initiates：ためらいなく始めること ・Continues：中断なく続けること ・Sequences：正しい順序で行うこと ・Terminates：終了が早すぎたり，遅すぎたりしないこと ○**空間と物の組織化** ・Searches/Locates：必要な物を見つけ出すこと ・Gathers：必要な物を作業場に集めること ・Organizes：作業しやすいように作業場を整えること ・Restores：不要なものを片づけること ・Navigates：ぶつからないようにすること ○**遂行の適応** ・Notices/Responds：問題に気づき対応すること ・Adjusts：環境を調整し問題に対処すること ・Accommodates：やり方を変え問題に対処すること ・Benefits：失敗を繰り返したり，続けたりしないこと

●まとめ

　スクールAMPSは，観察によって子どもの学校教科課題の遂行の質を評価することができる。同時に，われわれに作業遂行を観察する目と思考するための言葉を与えてくれる。

　ロジット値に換算する場合は，認定評価者になる必要があり，CIOTS Japan[2]のホームページを参照されたい。

文献
1) Fisher AG, Bryze K, Hume V, et al：School AMPS: School version of the Assessment of Motor and Process Skills. 2 nd ed, Three Star Press, Fort Collins, 2007
2) CIOTS Japan：Center for Innovative OT Solutions Japan.
〔http://amps.xxxxxxxx.jp/index.html〕(2021.3.1参照)
3) CIOTS：Center for Innovative OT Solutions.
〔https://www.innovativeotsolutions.com〕(2021.3.1参照)
4) 古山千佳子，吉川ひろみ，高木雅之，他：School AMPSを用いた作業療法の試み．作業療法 **29**(6)：780-788, 2010
5) 吉川ひろみ：作業療法がわかるCOPM・AMPSスターティングガイド．医学書院, 2008

4 感覚統合に基づく作業遂行の評価と分析

■ 高畑　脩平（藍野大学医療保健学部作業療法学科　作業療法士）

はじめに

　作業遂行の評価と分析には，「人」「環境」「作業」の視点が不可欠である。本稿では，人の行動や特性を分析する際に有用である「感覚統合理論」に焦点を当て，その概略と学校作業療法における活用方法を解説する。ここでは臨床像の整理を目的に，子どもの特性を10タイプに分類し，各タイプの特徴と支援の方向性・具体例を紹介している。このような「タイプ分類」「支援の具体例」は，危険と隣り合わせである。実際には，子ども1人ひとりの特性は異なり，その子に合わせたオーダーメイドの支援が不可欠である。

　そこで，本稿で紹介しているタイプ分類や支援の具体例を参考に，目の前の子どもに合わせてアレンジしていただきたい。

感覚統合理論とは

　感覚統合理論は，1960年代にアメリカの作業療法士A. Jean Ayresにより体系化された理論であり，人間の発達や行動を「脳における感覚情報の統合」という視点から捉えた理論である[1]。感覚統合理論における3つの原則として，①感覚は脳の栄養素である，②感覚統合は積み木を積み上げるように発達する，③感覚入力には交通整理が必要である，があげられている。①と②は，発達の原理・発達の道筋を示してくれるものであり，障害の有無にかかわらず，子どもの発達全般を説明するうえで方向性を示してくれるものである（図1）。

　図1に示されているように，Ayres[3]は，「教科学習は感覚統合の最終産物（final product）」と位置づけており，その基盤が安定していることの重要性を強調している。このような視座に立つと，学校訪問において「教科学習」に困難さを抱える子どもと出会った際に，教科学習に直接アプローチするのではなく，その基盤に位置する機能的問題を紐解き支援することができる。

　一方で，「③感覚入力には交通整理が必要である」に関しては，感覚情報が伝達・処理させる過程で子ども本人が整理された状態であることが重要であることを示している。つまり，感覚は脳の栄養素だからといって，とりあえずたくさんの刺激があればよいというわけではなく，子どもが意味ある情報として受け取り解釈できることが重要である（たとえば，子どもが怖がっているのに揺らし続ける，ブラシで擦り続けるなど，感覚入力があればよいというわけではない）。近年では，このような情報処理過程を「感覚処理（Sensory Processing）」という用語を使って説明されている。また，これらの情報処理過程のトラブルを「感覚処理障害（Sensory Processing Disorder）」として説明されている。そこで本稿における以降の誌面では，感覚処理障害の枠組みを用いて解説を行う。

1881-6339/21/¥400/論文/JCOPY

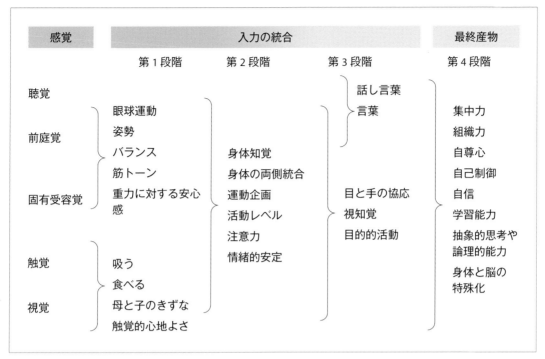

感覚	入力の統合			最終産物
	第1段階	第2段階	第3段階	第4段階

聴覚

前庭覚

固有受容覚

触覚

視覚

第1段階：眼球運動／姿勢／バランス／筋トーン／重力に対する安心感／吸う／食べる／母と子のきずな／触覚的心地よさ

第2段階：身体知覚／身体の両側統合／運動企画／活動レベル／注意力／情緒的安定

第3段階：話し言葉／言葉／目と手の協応／視知覚／目的的活動

第4段階：集中力／組織力／自尊心／自己制御／自信／学習能力／抽象的思考や論理的能力／身体と脳の特殊化

図1 感覚統合の発達モデル（文献2）より一部改変して引用）

感覚処理障害とは

アメリカの作業療法士であるMiller[4]は，感覚統合理論を基盤とし，生活や行為に障害を及ぼす感覚の問題について，感覚処理障害という概念を提唱した。この下位分類として，①感覚調整障害（sensory modulation disorder；SMD），②感覚識別障害（sensory discrimination disorder；SDD），③感覚をベースとした運動障害（sensory-based motor disorders；SBMD）の3つに分けて整理している（図2の上部）。

筆者は，Millerの3分類と感覚プロファイル[5]の4象限を参考にした臨床的分類として，10タイプに分けてその特徴と支援方法を紹介した（高畑，2019）。それによると，①低反応，②感覚探求，③感覚過敏，④感覚回避，⑤識別・フィルターの問題，⑥姿勢の問題，⑦ボディイメージの問題，⑧微細運動の問題，⑨両手の協調動作の問題，⑩眼球運動の問題に分類している（図2の下部）。そこで，

次項では10タイプの概要と各々のタイプが園や学校におけるどのような場面で困難さを感じやすいのかを解説する。

1. 低反応（ぼんやり）タイプ

1）特 徴

低反応（ぼんやり）タイプの子どもは，神経学的閾値が高く行動反応は受動的なタイプである（詳細は，文献5）を参照）。感覚刺激が脳に届きにくいため，さまざまな感覚刺激に対して気づかない特徴がある。 園や学校生活を送るうえで必要な覚醒や注意を維持することが難しく，ぼんやりとして集中しにくい姿が見られやすい。具体的には，「眠そうな表情で登園・登校する」「あくびを頻繁にする」「周囲の状況に気づきにくく活動にワンテンポ遅れる」「マイペースにゆっくり行動する」などである。

一方で，低反応タイプの子どもは，集団を大きく乱す行動は現れにくいため，教員からの相談ケー

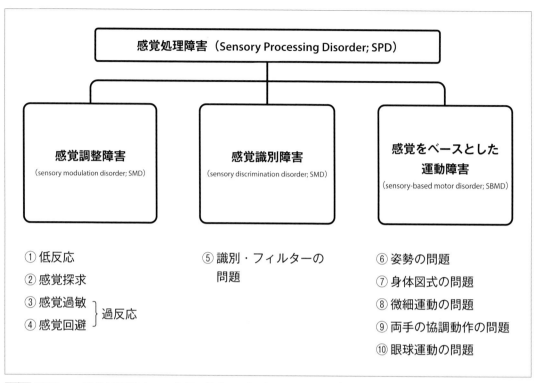

図2　**Miller の感覚処理障害の 3 分類と筆者らが提案した 10 タイプ**（文献6）より一部改変して引用）

図中：

感覚処理障害（Sensory Processing Disorder; SPD）

感覚調整障害
（sensory modulation disorder; SMD）

感覚識別障害
（sensory discrimination disorder; SMD）

感覚をベースとした
運動障害
（sensory-based motor disorder; SBMD）

① 低反応
② 感覚探求
③ 感覚過敏 ｝過反応
④ 感覚回避

⑤ 識別・フィルターの
問題

⑥ 姿勢の問題
⑦ 身体図式の問題
⑧ 微細運動の問題
⑨ 両手の協調動作の問題
⑩ 眼球運動の問題

スとしてあげられることが少ないと感じる。実際には，授業中，ぼんやりとしながら先生の話を聞いていることで，何をすべきかが理解できず，ひそかに困っていることが見受けられる。

2）支援の方向性・具体例

　低反応タイプの子どもには，学習や活動に取り組むための準備として，覚醒を適切な状態に引き上げる支援を行うことが重要である。覚醒は「感覚刺激」の影響を強く受けるため，これらを考慮した支援策を提案する必要がある。具体的には，触覚・固有受容覚・前庭覚の感覚刺激が豊富に含まれている活動が特に有効である。園での活動例としては，朝のウォーミングアップとして粗大運動を含む活動や（図3），活動の節目のタイミングや報酬として「こちょこちょ」「高い高い」「ハイタッチ」「手をプルプル」など効果的に入れ込む提案が効果的である場合がある。

　小学校の通常学級で授業中にできる支援例とし

ては，覚醒を高めるためのリフレッシュタイムをどのように組み込むかが重要であり，具体例としては「背筋を伸ばしてストレッチタイム」「立って座って競争」「つま先立ちタイム」「片足立ちタイム」「ゴロゴロタイム（図4）」などがある。その他にも，「対象児に近づき話かける」「身体を触りながら喋りかける」など，こまめに覚醒を高める工夫を組み込むことが有効な場合もある。

　一方で，覚醒が低くなる理由には，「興味関心がない」「課題の難易度が難しすぎる」といった基本的な理由もあるため，対象児の興味関心や，課題と本人の能力のギャップも視野に入れた評価・支援が求められる。

2. 感覚探求（ガンガン）タイプ

1）特　徴

　感覚探求（ガンガン）タイプの子どもは，神経学的閾値が高く，行動反応は能動的なタイプである。

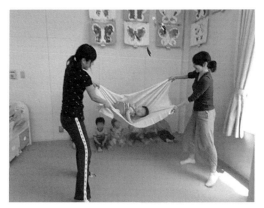

図3 覚醒を高める目的で実施されている朝の活動（シーツブランコ）の様子
（文献6）より許可を得て転載）

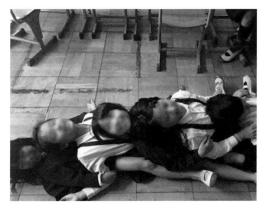

図4 ゴロゴロタイムを楽しむ子どもたち
授業中に取り入れることで，メリハリがつき授業に集中しやすくなった

感覚刺激が脳に届きにくいことに対して，自分で感覚刺激をたくさん取り入れようと探求する特徴がある。特に，触覚・固有受容覚・前庭覚は覚醒の調整と密接に関係しているため，これらの感覚刺激をふんだんに得られる行動をとりがちである。

具体的な姿としては，触覚を探求する行動として，「すぐに抱きつきにくる」「友達を触りたい」「物を触って回る」など，固有受容覚を探求する行動として，「叩く・蹴る・抓る・噛むなどの粗暴な動きが多い」「力いっぱい字を書くため筆圧が濃すぎる」「足グセが悪い」など，前庭覚を探求する行動として「激しく動き回る」「危険な場所に登る／飛び降りる」「授業中に離席する」「椅子をガタガタする」などである。感覚探究タイプの子どもは，度を越えて激しい行動をしてしまいがちであり，保育士・教員からは「集団を乱す大変な子」とみられることが多い。

しかし，このような行動は，感覚刺激をたくさん取り入れることで，覚醒を適切な状態に調整しようとする，子どもなりに問題に対処しようと努力した結果であることが前提となる。したがって，活動に取り組む準備段階として，「感覚への欲求をしっかりと満たすことで覚醒や注意の維持・調整を促すこと」を基本方針とした支援方法を提案する必要がある。

2）支援の方向性・具体例

感覚探求タイプの子どもには，気になる行動に共通する感覚刺激の特徴から子どもがどのような感覚刺激に対して強い欲求をもっているか見当をつけ，その感覚刺激が十分に提供されて，かつみんなで楽しむことができる別の活動を提案することになる。

園での活動例としては，触覚の欲求が強い場合，「水遊び」「砂・泥んこ遊び」「ボディペインティング」「布団遊び」「感触遊び（粘土・小麦粉・片栗粉など）」「じゃれつき遊び」「おしくらまんじゅう」など触覚を豊かに感じとれる活動の提案を，前庭覚の欲求が強い場合，「ブランコ」「滑り台」「シーツブランコ」「台からジャンプ」「全力疾走」など前庭覚を豊かに感じとれる活動の提案を，固有受容覚の欲求が強い場合，「相撲遊び」「大根抜き」「綱引き」「ジャングルジム」「鉄棒」など固有受容覚を豊かに感じとれる活動を取り入れることで，欲求が満たされることがある（図5）。

小学校では，教科学習が中心となるため，授業中やその前後にできるプログラムを提案する必要がある。授業中にも感覚刺激を取り込める活動（具体例は，低反応タイプで紹介した具体例を参照）や「人工芝を机の裏や椅子の上に取り付けて触れるようにする」「椅子の足にゴム紐を撒きつけ蹴れるようにする」などの環境設定が該当する。

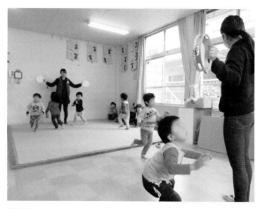

図5 感覚の欲求を満たすために朝に取り組まれている活動

　音楽が流れている間は走り続けて，タンバリンを叩いて方向転換を行う活動である。子どもたちの覚醒が高まることで，その後の活動にも取り組みやすい状況になっている
（文献6）より許可を得て転載）

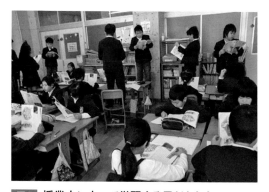

図6 授業中に立って学習する子どもたち

　最終的には立ちたい子どもと座りたい子どもに分かれており，1人ひとりが学びやすい設定は異なることが理解できる

図6は，椅子の上に立って授業を受けている場面である。これは感覚探求タイプの子どもが複数人いることで授業が進みにくいことから，全員が椅子の上に立って音読することから始まった。最終的には立ちたい子どもと座りたい子どもに分かれた。このように，クラスの中には多様なタイプの子どもがいることも念頭におき，感覚探求タイプの子どもにとっては，ありがたい支援であっても，一方で迷惑を被る子どももいることを忘れずに支援を提案する必要があると考える。

3，4. 過反応

・感覚過敏（ビクビク）タイプ
・感覚回避（イライラ）タイプ

1）特　徴

　感覚過敏（ビクビク）タイプは，神経学的閾値が低く，行動反応は受動的なタイプである。感覚刺激を過剰に受け取るため，恐怖心・警戒心が強い特徴がある。具体的な様子としては，「集団活動では一歩引く」「発表会や運動会など大勢の人がいる環境では不安が強い」などである。

　感覚回避（イライラ）タイプは，神経学的閾値が低く，行動反応は能動的なタイプである。感覚刺激を過剰に受けとるため，敏感で情緒的な反応が出やすいところまでは感覚過敏タイプと同様であるが，行動反応が能動的であるため，攻撃的（すぐにキレる），逃避的（部屋から出て行く）といった姿が特徴的である。

　ビクビクタイプとイライラタイプとでは現れる行動が大きく異なるが，ともに感覚刺激を過剰に受けとった結果，過覚醒となり落ちつきがなくなったり，情緒的な反応につながったりしやすいという共通した特徴をもっている（たとえば，友達の手が触れたことに対して，警戒アラートが鳴るビクビクタイプと，不快の源を何とかしようと攻撃的になるイライラタイプ）。実際，Millerは感覚過敏と感覚回避の2つを「過反応」とまとめている[4]。

　そこで，次に示す支援の方向性においては，過反応に対する対応をまとめて記載する。

2）支援の方向性・具体例

　過反応タイプの子どもは，感覚刺激を過剰に受け取ってしまうため，不安感・不快感をもちやすい特徴がある。そのため，環境調整や周囲の人の配慮により，安心・安全を保障することが大切である。

　具体的には，①不安・不快な感覚刺激を遮断・軽減する（椅子の脚に布をかぶせて椅子を引くと

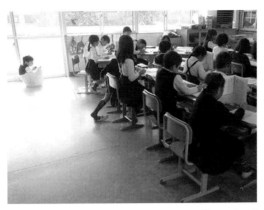

図7 過反応タイプの子どもへの落ち着ける場所
の提供
教室後方に設置されたランドリーボックスに入ること
で部屋の飛び出しが少なくなった

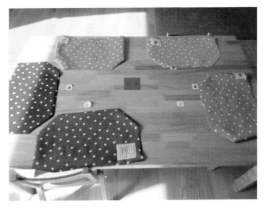

図8 昼食時のランチョンマット
どこまでが自分のエリアであるのかを視覚化すること
で，他児の給食を食べることがほとんどなくなった
（文献6）より許可を得て転載）

きの不快な音を軽減させる，運動会のピストルをや
めて旗でスタートの合図をする，スピーカーから流
れる音量を調整する，部屋の明るさを調整する，
他児からいきなり触られないように席を後ろにする
など），②「いつでも逃げられる」という安心・安全
を保障する（落ち着くための場所を用意する，集
団活動への参加が難しいときには，集団の外から
見ることを認めるなど）（図7），③苦手な感覚刺激
への適応手段・防衛手段を身につけるよう支援す
る（イヤーマフやノイズキャンセリングヘッドフォンを
使用する，衣服の素材を選ぶなど）が該当する。

5. 識別障害（わかんない）タイプ

1）特　徴

　識別障害の子どもは，似ている2つの感覚情報
を識別することや，たくさんの感覚情報から必要な
ものを選択することが難しい特徴がある。具体的
には，「似ている形や文字の違いがわからない」
「探し物を見つけられない」「音の区別が苦手
（例：|ta|と|sa|）」「先生の見本や声に注意を向ける
ことが難しい」などがあげられる。

2）支援の方向性・具体例

　識別障害（わかんない）タイプの子どもには，感

覚の識別・フィルターのトラブルがあっても，違いに
気づいて必要な情報に注意を向けられるように，
注目するべき情報とそうでない情報との違いをはっ
きりと際立たせることが重要である。

　具体的には，園では，「集合場所は地面とは異
なる色のマットを敷いておく」「待つべき位置に足
型を貼っておく」「片づける場所を写真で提示す
る」などである。図8は自分の食器がどれである
のかわからず（識別できず）に隣の子どもの給食
を食べてしまうことがあったため，ランチョンマットを
敷いてエリアを明確にした支援である。小学校で
は「先生が指示をする時に，重要なキーワードは
強調したり繰り返したりする」「黒板近くの掲示物
の量を減らす」「文字の学習時には違いがわかる
ように色や大きさを考慮して提示する」などである。

6. 姿勢保持のトラブル（ぐにゃぐにゃ）
　　タイプ

1）特　徴

　姿勢保持には，前庭覚と固有受容覚の情報が
統合される必要がある。ぐにゃぐにゃタイプの場合，
これらの感覚情報が脳に届きにくく，身体の傾きに
気づかなかったり，筋緊張を適切に調整できなかっ
たりすることがあり，姿勢保持の困難さを示す。

園や学校では，「すぐに転ぶ」「椅子に座っていられない」「机に覆いかぶさるようにしながら話を聞いている」「全校集会で整列しているときにフラフラしている」などである。

また，姿勢保持は，手先や眼球を思いどおりに動かすための基盤でもあるため，姿勢が崩れやすい子どもは，手先の不器用さ（タイプ⑧⑨）や眼球運動の拙劣さ（タイプ⑩）を併せもっている可能性もあり，これらの評価も不可欠であると考えられる。

2）支援の方向性・具体例

姿勢の発達を促すためには，そのメカニズムから考えると「抗重力姿勢（重力に負けないようにすること）」と「身体のバランスをとること」を含んだ活動が有効である。

園での活動例としては，「ジャングルジム」「マット斜面のぼり」「平均台」「ブランコ」などが該当する。また，小学校では掃除時間における雑巾掛けや体育の授業における姿勢保持の発達を促す活動を含めてもらうなどが該当する。また，市町村全体の取り組みとして「しゃきっと体操」と称した映像を作成して，朝の活動として習慣的に取り組んでもらうこともあった。

このような機能的なアプローチに加えて，学習環境の調整も重要である。子どもの身体と机・椅子の高さが合っていないことも頻繁に見られ，学校全体の取り組みとして，机・椅子の調整を学期に1回程度は検討することが理想的であると感じることがある。その他にも，椅子に滑り止めシートを敷くことや，椅子の脚にゴム紐を撒いておき足で踏ん張れる（引っ掛ける）ようにするなどが該当する。

「椅子に座ることが難しい」に関しては，その背景が多様であるため評価には注意が必要である。奈良県作業療法士会が作成した冊子では，「座れない」に焦点を当てて背景要因と支援を記述し，合計63ページを要しており，原因の多様性が示されている（奈良県作業療法士会HPを参照）。

7. 身体図式が曖昧（ぶきっちょ）タイプ

1）特　徴

身体図式とは，自分の身体に対するイメージのことで，主に触覚・固有受容覚・前庭覚をもとにつくられる。身体図式には，身体の輪郭や大きさのイメージ（地理的要素）と，身体がどこまで，どのように動くかのイメージ（機能的要素）の2種類あり，自分の身体を思いどおりに動かす際に重要な役割を果たしている[7]。身体図式が曖昧だと，自分の身体の大きさや手足の位置，運動の変化に気づきにくくなる。

具体的には，「よく物や人にぶつかる」「よくつまづく」「ジャングルジムで手足の動かし方がわからない」「体操やお遊戯で他児とは異なる動きをしてしまう・動きを覚えられない」「縄跳び・跳び箱などの身体を使った技を何度練習しても上達しない」「体育の時間に身体の動かし方が不器用」「掃除の時間にほうきで掃くことや，雑巾を絞る動作が不器用にみえる」などである。

2）支援の方向性・具体例

身体図式の発達には，触圧覚の感覚入力により身体の輪郭を明確化することや，身体を用いて環境に働きかけること（簡潔に言い変えると，いろんな遊びに挑戦し身体を使って思考錯誤すること）が重要となる。具体的には，園での活動として，「ふれあい遊び」「プール」「ボールプール」「布や布団で身体をサンドイッチ」「寒風摩擦遊び」「おしくらまんじゅう」など，触圧覚がしっかりと入力される遊びが該当する。また「トンネルくぐり」「蜘蛛の巣くぐり（図9）」「ジャングルジム」など，身体の大きさや動きへの気づきを促す活動が該当する。

小学校では，発表会や運動会などで動きを覚えられないなどの相談があげられる。大多数の子どもがトライ＆エラーの中で修正点を見つけ，動きを習熟させていくが，ぎこちないタイプの子どもは，身体を通して修正点に気づきにくいため，他の感覚系を通して修正点に気づく必要がある。具体

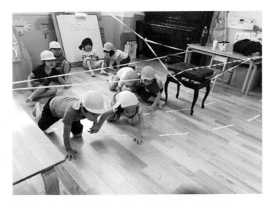

図9 ゴム紐をはりめぐらせた蜘蛛の巣遊び
（文献6)より許可を得て転載）

的には，「動画撮影をして視覚的に振り返ること」
「右・右・左など聴覚的な手がかりを増やすこと」
「手にポンポンを持つことで動きのイメージを視覚
的にも明確化すること」「片方の手首に色テープを
巻いておき左右をわかりやすくすること」などが想
定される。

8. 手先が不器用（手先ブキッチョ）タイプ

1）特　徴

　手先を器用に使うためには，①姿勢の安定，②
手指の分離運動，③手指の体性感覚が重要であ
り，観察のポイントとなる。

　①姿勢の安定に関して，「中枢から末梢にかけ
て発達する」という発達の法則に起因する。具体
的には，体幹→肩甲骨→肩関節→肘関節→手関
節→手指の順序で発達することになる。そのため，
手先の不器用さが姿勢の不安定性に起因するも
のであるのかを評価する必要がある。②手指の
分離運動に関して，橈側3指（母指・示指・中指）
は「運動性」を，尺側2指（環指・小指）は「安定
性」をそれぞれ担っており，手指の細かな操作や
道具の使用ができる。これが難しいとハサミで紙
を切る時に，本来であれば安定性として使用する
はずの環指や小指も一緒に動いてしまうなど，手
指や道具の使い方がぎこちなくなってしまう。③
手指の体性感覚に関して，スプーンや箸，ハサミ

やクレヨン，鉛筆やコンパスなどの道具を使うため
には，手指の体性感覚からの情報を細かく感じ分
けて，その違いに応じて手の操作を柔軟に変える
ことが重要である。

　これが難しいと，手先や道具の使い方が不器
用になってしまう（手袋をはめて靴紐を結ぶ体験を
してみると実感しやすい）。また，小学校において
は手先の不器用さは，「文字をきれいに書けない」
といった書字の問題として現れやすい。たとえば，
タブレット端末にタッチペンを使って文字を書くと，
普段よりも読みにくい文字として表出された経験
はあると思うが，文字を書く際に体性感覚の情報
（紙と鉛筆の摩擦による感覚情報）を手がかりにし
ていることがわかる例である。

2）支援の方向性・具体例

　園では，遊びを通した発達的アプローチが中心
になると想定される。

　①姿勢の安定性を高める活動に関しては，上
述の姿勢保持のトラブル（ぐにゃぐにゃタイプ）
（p.53）を参照されたい。②手指の分離運動の発
達を促す活動に関しては，発達の順序としては尺
側の安定性を土台として，橈側の運動性が発達
する。尺側の安定性を高める活動として，手で身
体を支持する活動（尺側への荷重がかかる）や
手全体を力いっぱい使用する活動（尺側を使用し
て力を出す）が該当する。具体的には，「トンネル」
「キャタピラ遊び」「手押し車」や「ジャングルジム」
「鉄棒のぶら下がり」「雑巾絞り」などが該当する。

　一方，橈側の運動性を引き出す活動として，コ
イン入れ，カードゲーム，皮むき，紙ちぎりなどが該
当する。③手指の体性感覚を育む活動としては，
「スライム遊び」「小麦粉遊び」「片栗粉遊び」「粘
土遊び」「フィンガーペイント」などの感覚を楽しむ
活動から，道具操作を通して細やかに感覚を感じ
とる活動など，発達段階に応じて提供していく必
要がある。

　小学校での書字の問題に対しての支援方法と
しては，「鉛筆に補助具をつけて橈側3指の運動

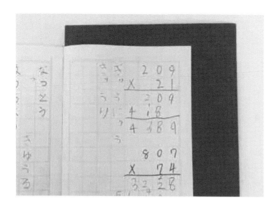

図10 紙やすりを下敷き代わりに使い、抵抗感を高める方法
（文献10）より許可を得て転載）

性の精度を高める支援」「鉛筆の種類（メーカーや芯の硬さ）を検討する支援」「下敷きに工夫を凝らし抵抗感を高める支援（図10）」などが該当する。具体的な支援グッズの選択に関しては，文献10）を参照いただきたい。

9. 両手動作が不器用（両手ブキッチョ）タイプ

1）特　徴

　両手動作とは，左右の手を互いに協力させながら使用することを指す。右利きの子どもを想定すると，幼児期では，「右手はお箸を操作し左手はお茶碗を支える」「曲線に沿ってハサミで紙を切る時，右手でハサミを操作し左手で紙を送る」「折り紙を三角形におる時，左手（右手）で頂点を合わせて右手（左手）で折り目をつける」などの場面で両手動作が必要となる。学童期では，「消しゴムを使う時，右手で消しゴムを動かし，左手で紙を押さえる」「定規で線を引く時，右手で鉛筆を操作し，左手で定規を押さえる」といった動作が該当する。

　両手動作が不器用であると，これらの動作がうまくできないことが想定される。しかし，実際の相談ごととしては，「食事場面で食べこぼしが多い」「ハサミの使い方が下手」「折り紙をうまく折れな

い」「消しゴムや定規などの文房具の使い方が下手」というように，大まかな相談ごととしてあげられる。そのなかで，両手動作の不器用さが要因になっているのかを観察評価することが求められる。

2）支援の方向性・具体例

　園では，遊びを通した発達的アプローチが中心になると想定される。発達の順序からは，①身体の中心軸の発達，②左右対称の両手動作，③左右交互の両手動作，④左右の役割が異なる両手動作，という段階が目安になる。

　具体的な遊びの例として，①身体の中心軸の発達に関しては姿勢保持のトラブル（ぐにゃぐにゃタイプ）を参照されたい（p.53）。②左右対称の両手動作に関して，手遊びに含まれる「拍手」「バンザイ」をはじめ，「両手で大きなボールを投げる」「紙をちぎる」「新聞や粘土を丸める」などが該当する。③左右交互の両手動作に関して，「四つ這い動作になる遊び（p.55）」「太鼓を交互にたたく」「ジャングルジムで交互に手を出して登る」「ロープをたぐりよせる」などが該当する。④左右の役割が異なる両手動作は，多くの遊びや生活動作の中に多数含まれており，①〜③の動きが土台にあれば，経験するなかで育まれることが期待される。

　小学校における両手動作の不器用さは，上述の「定規」「消しゴム」などの文房具操作の問題として相談にあげられやすい。これらは，利き手の操作性が重要であるが，加えて，非利き手を無意識的に協調して使用できているかが重要となる（たとえば，定規で線を引く際に，左手でしっかりと定規を固定させることや，消しゴムで文字を消す際に，左手でしっかりと紙を押さえていることが不可欠である）。そこで定規への工夫としては，押さえている感覚を強調する支援方法がある。

　たとえば，「定規の上面に紙やすりを貼り付ける（図11）」「アーチ状の定規を使用する」などである。これらの市販品としては，「Qスケール」「ピタットルーラー」「アーチルーラー」などが該当する。また，消しゴムへの工夫としては，「消しやすい消しゴム

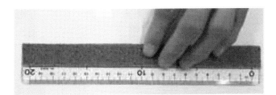

図11 定規の上面に紙やすりを貼り付け，押さえている感覚を強調する
（文献10）より許可を得て転載）

を見つけること」「紙の下に滑り止めシートを敷くこと（介護用滑り止めシート Light Now® がオススメである）」など，代償的な方法を検討することも重要である。

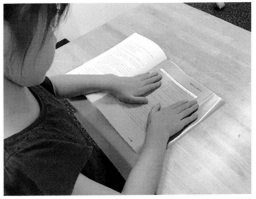

図12 クリアファイルに穴を開けて小窓を作る方法
厚紙では先が見えなくて不安という子どもにオススメである
（文献10）より許可を得て転載）

10.眼球運動が不器用（どこいった）タイプ

1) 特　徴

　眼球運動には，6つの働きがあり，発達的順序から「視覚運動性眼振」「前庭動眼反射」「固視」「輻輳－開散」「衝動性眼球運動」「追従眼球運動」の6つに分類される[8]。眼球運動のトラブルは，小学校における「読字」や「板書」などの学習場面での困難さと直結しやすい。そこで以下では，学習場面を想定して，上述の眼球運動の6つの働き解説する。

　読字において1文字を正確に捉えるためには，文字を網膜中心窩に正確に置く必要があり，これは「固視」の働きが重要となる。また，頭の動きが伴っても文字をブレることなく捉えられるのは，「前庭動眼反射」「視運動性眼振」により，網膜上で文字を保つことが重要となる。また，手元に置かれた教科書を読むには，近距離の指標を見続ける必要があるため「輻輳」が重要な役割を担う。板書のように黒板とノートを交互に見る必要がある場面では，「輻輳－開散運動」により遠近のピントを瞬時に調節する必要がある。このような眼球運動が基盤となり，より高次な眼球運動が可能になる。

　たとえば，文章を読む際には，滑らかな視線の移動が必要であり「追従眼球運動」の働きが重要となる。読字の成熟に伴って，単語のまとまりとして捉えて読むときには，単語の中心付近に視線を停留させ，次の単語の中心付近まで視線を跳ばすことになる。これには「固視」と「衝動性眼球運動」の組み合わせが重要であるといわれている[9]。

　このように，眼球運動と「読字」「板書」は関連性が深いため，眼球運動のトラブルは，「音読ができない」「板書ができない」という訴えにつながりやすい。一方で，眼球運動のトラブルも多岐にわたるため，どの種類のトラブルがあると，学習場面でどのような問題として訴えが起こりやすいのかをつなげて理解しておくことが重要である。

2) 支援の方向性・具体例

　眼球運動へのアプローチは，オプトメトリスト・視能訓練士・ビジョントレーニングインストラクターなどの職種により，具体的なプログラムが開発されている[11]。OTは，これらの視点を参考にしつつも，子どもに合わせた段階づけや，環境に合わせた活動のアレンジなど，プログラムを柔軟に変化させることが強みであると考える。また，読字をする際に，見るべき行を明確にする支援として，「厚紙やクリアファイルに穴を開けて小窓を作り，そこから読む（図12）」「定規を当て読む」「カラーバールーペ（読むべき行が色付く道具）を使用して読む」などが

該当する。

まとめ

　本稿では，子どもの特性を10タイプに分類し，各タイプに対する理解と支援の具体例も含めて実践を紹介してきた。冒頭でも述べたように，「タイプ分類」「具体例」は危険と隣り合わせである。一方で，保育士・教員と協業するうえで，イメージを共有しやすく，議論が発展しやすいメリットも感じる。

　そのため，このタイプ分類や具体例は，ケース検討をする際の土台として活用して，ここに子ども1人ひとりの詳細な評価や，環境の評価を上乗せし，作業療法士からの味わい深い提案としていただければ幸いである。

文献
1) Ayres AJ（著），宮前珠子，鎌倉矩子（監訳）：感覚統合と学習障害. 協同医書出版社, 1978
2) Ayres AJ（著），佐藤　剛（監訳）：子どもの発達と感覚統合. 協同医書出版社, p.91, 1982
3) Ayres AJ（著），宮前珠子，鎌倉矩子（監訳）：感覚統合と学習障害. p.17-32. 協同医書出版, 1984
4) Miller LJ, Anzalone ME, Lane SJ, et al：Concept Evolution in Sensory Integration: A Proposed Nosology for Diagnosis. *The Am J Occup Ther* **61**（2）：135-140, 2007
5) Dunn, W. 辻井正次（監修）：日本版感覚プロファイル. 日本文化科学社, 2015
6) 加藤寿宏（監修）高畑脩平, 萩原広道, 田中佳子, 他（編著）：子ども理解から始める感覚統合遊び. クリエイツかもがわ, 2019
7) 加藤寿宏：コミュニケーションの発達 広汎性発達障害児と共に遊びを楽しむために. 感覚統合研究 10集, p.1-8, 2004
8) 廣瀬源二郎：眼球運動からみた神経学. 神経治療 **35**（3）：150-154, 2018
9) Rayner K：Eye movements in reading and information processing. *Psychological Bulletin* **85**：618-660, 1978
10) 井川典克（監修）高畑脩平, 奥津光佳, 萩原広道, 他（編著）：みんなでつなぐ読み書き支援プログラム. クリエイツかもがわ, 2020
11) 北出勝也：発達の気になる子の学習・運動が楽しくなるビジョントレーニング. ナツメ社, 2015

5 応用行動分析学

塩津 裕康（中部大学生命健康科学部作業療法学科　作業療法士）

応用行動分析学とは

応用行動分析学（Applied Behavior Analysis；ABA）は，「社会的に重要な行動に，確実に影響を与える環境変数を発見するとともに，その発見をたくみに実践に応用して，行動改善のテクノロジーを開発する科学的アプローチ」である[1]。

ABAは，人と環境との相互作用によって行動が起きるとし，観察および変化可能な環境に焦点を当てることによって行動を変えることができるという立場である。

ABAと作業療法

まず，ABAと作業療法の関係性についてふれておきたい。ABAは，これまで作業療法に浸透してこなかった。その背景に作業療法士が，ABAに対して『クライエント中心ではない』という認識が強かったからとされている[2]。たしかに，ABA開発当初の実践は，不連続試行訓練（Discrete Trail Training；DTT）という統制された環境下で介入を行うものであった。

しかし，現代ではABAのテクニックを活かしながら，自然文脈で介入する自然的発達行動介入（Naturalistic Developmental Behavioral Interventions；NDBI）の開発が進んでおり，クライエント中心の要素は多分に含まれてきている（図1）。加えて，NDBIに含まれるいくつかのアプローチでエビデンスが実証されていることもあり，作業療法にABAを取り入れる価値が高まっているのが現状である[2,3]。近年の発達期障害領域作業療法におけるシステマティックレビュー[4]では，数多くのABAを基盤としたアプローチのエビデンスが報告されていることからも，今後さらに作業療法におけるABAの活用は進んでいくと考える。

加えて，教育現場においても，ABAを取り入れた実践が増えてきている[5]。知識・技術の両面において，作業療法士の引き出しにABAがあることにより，学校における支援の可能性が拡大することが期待できる。

ABAができること

ABAができることは2つある。それは，①スキル習得，②問題行動の軽減，である（図2）。

スキルは，言語スキルから生活スキルまで多岐にわたり，作業療法で定義する，運動スキル・プロセススキル・社会交流スキルへの適応は可能である。

問題行動に関しては，『何が問題行動か』を定義づけておかなければいけない。問題行動は，①子どもの安全を脅かす行動，②他の子どもの安全を脅かす行動，③子どもの学習を阻害するもの，とする。

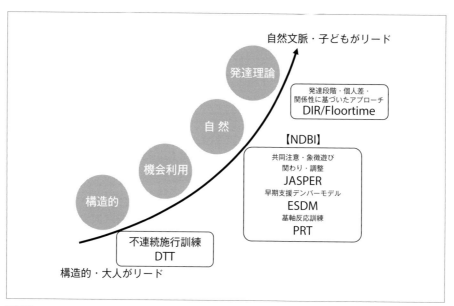

図1 ABAの変遷

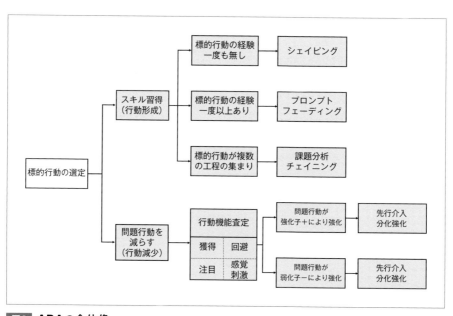

図2 ABAの全体像

ABAの基本テクニック

1. ABC分析

　ABAが焦点を当てている行動は,『オペラント

行動』である。オペラント行動とは,将来の自発頻度が,主として過去の行動の結果の個人史によって決定される行動である[1]。

　オペラント行動の分析における基本的な分析単位を『3項随伴性』と呼ぶ。

・先行事象(A:antecedent)

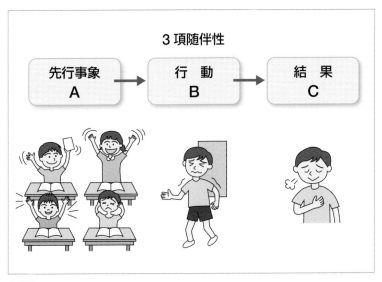

図3 ABC分析

・行動（B：behaviors）

・結果（C：consequence）

このA・B・Cで行動の原理（相互依存性）を表し，子どもの行動を分析する際の基本的な分析単位とする。加えて，この枠組で行動を分析することを『ABC分析』と呼ぶ。

たとえば，授業中『座っていられない』子どもがいた場合，『座り続ける行動が起きていない状態』と捉え，ABC分析を行う（図3）。

A：教室内の環境音が不快

B：回避するために離席する

C：教室から離れることで不快が軽減

これは，あくまで一例であるが，行動の前後を注意深く分析することにより，なぜその行動が出現するのか分析することが可能となる。

2. 強化・弱化

行動は，先行事象（A）と結果（C）の組み合わせによって変化・学習される。また，結果（C）によって行動が増えることを『強化』，反対に行動が減るまたは消失することを『弱化』とよぶ。強化・弱化は2種類の刺激変化によって影響を受ける。それは，『刺激の提示・強度の増加（正）』か『刺

	刺激を加える	刺激を取り除く
強化 （行動の増加）	正の強化	負の強化
弱化 （行動の減少）	正の弱化	負の弱化

図4 正と負の強化と弱化

激の除去・強度の減少（負）』である。これらの組み合わせにより，強化・弱化の操作について整理できる（図4）。

また，ある行動の後に与えられることによって，将来その行動の出現頻度を増加させるものを『強化子』とよび，反対に減少させるものを『弱化子』とよぶ。加えて，生得的に行動に影響を及ぼすものを『無条件性強化子・無条件性弱化子』，経験や学習によって行動に影響を及ぼすもの『条件性強化子・条件性弱化子』とよぶ。

無条件強化子には食物や飲物，無条件弱化子には苦痛刺激といった生命維持に欠かせないものが含まれる。

条件性強化子には，他者からの注目や社会的賞賛・承認，課題の終了，達成感などがある。その他，トークンエコノミー（子どもが獲得したトークン

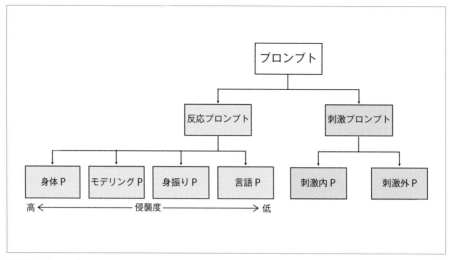

図5 プロンプトの種類

と別の強化子を交換できるようにする手続き）もこ
こに含まれる。

　これら強化子を用いて，子どもの行動変容を可
能にするためには，強化子査定が重要になる。
強化子査定は，行動を観察しABC分析すること
や，教員・家族等から聴取することで可能である。
作業療法士は感覚統合理論やナラティブ・アプ
ローチにも精通しているため，さまざまな角度から
分析することが可能であると考える。

3. プロンプト

　プロンプトとは，遂行する前か，遂行している最
中に与える補足刺激である。簡単にいえば『ヒン
ト』である。

　プロンプトにはいくつか種類があり，状況に合わ
せて使い分けていくとよい（図5）。プロンプトは，
『反応プロンプト』と『刺激プロンプト』に分けるこ
とができる。

　反応プロンプトは，クライエントに直接働きかけ
るプロンプトであり，①身体プロンプト，②モデルプ
ロンプト，③身振りプロンプト，④言語プロンプトな
どがある。①から④にかけて，侵襲度が減少する
とされ，プロンプトの種類の使い分けによっても段

階づけができる。

　刺激プロンプトは，先行する課題刺激に働きか
けるプロンプトであり，①刺激内プロンプト，②刺
激外プロンプトがある。刺激内プロンプトは，課題
刺激の物理的特徴を変化させるものであり，位置・
大きさ・かたち・色などが変化の対象となる（例：
文字を読む課題において，文字のフォントや色を
変える）。刺激外プロンプトは，課題刺激はそのま
まで，付加的に追加された刺激である（例：文章
を言葉ごとにスラッシュ／で区切る）。

　必要以上のプロンプトは，子どものスキル習得・
般化などの妨げになるため，注意が必要である。
そのため，プロンプトを減らすことを常に考え，計
画していく必要がある。なお，プロンプトを徐々に
減らしていくことを『プロンプトフェーディング』とよ
ぶ。

行動形成のテクニック

1. シェイピング

　シェイピングは，標的行動を一度も経験したこと
がない場合に用いる。新たな行動を徐々に形づ

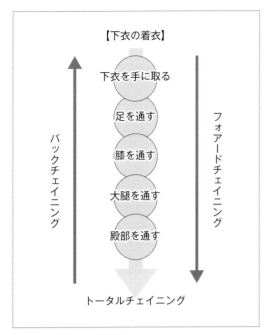

図6 チェイニング

くっていく方法であり，標的行動，およびそれに近い行動を強化することと（分化強化），段階的に標的行動に近づけていくこと（漸次的接近反応）を行う。

シェイピングを進めるなかで，標的行動が生じる確立を高めるための補助的な刺激としてプロンプトを用いることや，そのプロンプトを減らしていくこと（プロンプトフェーディング）も行う。

2. 課題分析とチェイニング

作業は，複数の工程の集まりであることがある。その場合は，課題分析とチェイニングを用いる。

課題分析は，課題を工程に分け，どこで子どもがつまずいているかを分析する方法である。もし，つまずいている工程を特定することができれば，さらにその工程を分解することによりつまずきを詳細に分析し，次のチェイニングを検討していく。

チェイニングは，工程を結びつけていくことにより，1つの課題を形成する方法である。チェイニングには，3つの方法があり，①フォワードチェイニング

（順向連鎖化），②バックチェイニング（逆向連鎖化），③トータルチェイニング（全課題連鎖化），である（図6）。

行動減少のテクニック

1. 行動機能査定

問題行動には，かならず理由がある。その行動の機能に対して，ABAでは行動機能査定を実施する。行動の機能は4つに分けることができ，①獲得，②回避，③注目，④感覚刺激，である。

行動機能査定を実施には，観察に基づいたABC分析を行う場合と，動機づけアセスメント尺度（Motivation Assessment Scale；MAS）[6]を使用する場合がある。MASは，16項目からなる質問紙であり，その結果から行動の機能が把握できる。コンサルテーション介入などで有用であるが，前提として行動は環境に応じて変化することは念頭に入れておかなければいけない。

2. 先行法

先行法とは，行動を引き起こす原因となっている刺激に対して，行動前に操作・制御しておく方法である。

1つは『動機づけ操作』がある。動機づけ操作には2つあり，確立操作（強化の有効性を増加させる操作）と無効操作（強化の有効性を減少させる）である。たとえば，食物が強化子としたときに，食物を遮断することで食物の強化子としての有効性が増加し，食物によって強化されてきた行動が喚起させる（確立操作）。一方で，食物を摂取することで食物の強化子としての有効性が減少し，食物によって強化されてきた行動を減少させる（無効操作）。

もう1つは『刺激性制御』である。これは，前述した刺激プロンプトによって刺激を操作する。

3. 分化強化

　分化強化とは，特定の行動（望ましい行動）を強化し，それ以外は消去（行動に随伴して存在していた強化子を取り除くこと）する方法である。

　分化強化には，以下の種類がある。

①代替行動分化強化（DRA）

　望ましくない行動に代わる，望ましい，もしくは受容可能な行動を強化すること（例：物を投げて注意を引こうとする子どもに「手を挙げて呼ぶこと」を強化する）。

②非両立行動分化強化（DRI）

　望ましくない行動と同時に実行することができない望ましい，もしくは受容可能な行動を強化する（例：授業中，離席する子どもに座って行う課題を提供し強化する）。

③他行動分化強化（DRO）

　あらかじめ決めておいた一定の時間，望ましくない行動が起こらなかったら強化子を与える（例：授業中，座っていることができれば5分ごとに強化する）。

まとめ

　エビデンスが実証されているABAのテクニックを作業療法に上手く組み込むことにより，学校場面を始め，さまざまな場面において，『スキル習得』『問題行動の軽減』を実現することができる。

文献
1) Cooper JO, Heron TE, Heward WL（著），中野良顯（訳）：応用行動分析学　第2版. 明石書店, 2013
2) Welch CD, Polatajko HJ：Applied behavior analysis, autism, and occupational therapy: a search for understanding. *Am J Occup Ther* **70**（4）：1-5, 2016
3) 塩津裕康，倉澤茂樹：応用行動分析学と作業療法—自閉症スペクトラム障害児に対する早期介入を中心に. 作業療法 **39**（1）：17-25, 2020
4) Novak I, Honan I：Effectiveness of pediatric occupational therapy for children with disabilities: a systematic review. *Aust Occup Ther J* **66**（3）：258-273, 2019
5) Crone DA, Horner R（著），野呂文行，三田地真実，大久保賢一，佐藤美幸（訳）：スクールワイドPBS—学校全体で取り組むポジティブな行動支援. 二瓶社, 2013
6) Durand VM, Crimmins DB：The motivation assessment scale. Monaco & Assocs, 1992

Topic ④

CO-OP

塩津　裕康（中部大学生命健康科学部作業療法学科　作業療法士）

●CO-OP

　日常作業遂行に対する認知オリエンテーション（Cognitive Orientation to daily Occupational Performance；以下 CO-OP）[1]は，子どもが自身の目標を達成することを助けるアプローチである。疾患ベースの伝統的なアプローチとは異なり，『学習』に焦点を当てた言語交流アプローチを特徴とする。CO-OPには，以下の3つの中心概念がある。

1. クライエント中心

　子どもが選んだ目標達成を実現するために，介入は高度に個人化される。

2. 遂行を基盤とする

　遂行の練習を通してスキルを習得する。

3. 問題解決

　ストラテジーの発見・使用を促す問題解決アプローチである。

●対　象

　運動を基盤とした新たなスキルの習得が困難な子ども（発達性協調運動症）に対するアプローチとして開発された。しかし，さまざまな年齢や疾患にも応用されている。また，子どもに対する個別介入だけでなく，教師や保護者がCO-OPを使用するにも有益だとされている[1]。

●4つの目的

　CO-OPには，4つの目的がある。それは，①スキル習得，②ストラテジーの使用，③般化，④転移，である。

　これらの目的を達成するために以下の7つの特徴が設定されている。

●7つの特徴

1. クライエントが選んだ目標

　COPM（Canadian Occupational Performance Measure）を用いて，子どもの作業を特定する。そして，観察を通して作業遂行の質を測定する。その際に，PQRS（Performance Quality Rating Scale）を用いる。PQRSは，観察結果を1〜10点で採点する観察評価法である。

2. ダイナミック遂行分析

　作業遂行の問題点を分析するために開発された決定木である。まずは『モチベーション』の影響を確認し，その影響があれば，動機づけ方法を検討する。次に，『課題の知識』を確認し，不足していれば知識を提供する。最後に，作業遂行は『人―作業―環境』のどこに問題点があるのかを分析する。

3. 認知ストラテジーの使用

　2つの認知ストラテジーを用いて問題解決を行う。

　①グルーバルストラテジー（GS）

　Goal（目標）-Plan（計画）-Do（実行）-Check（確認）で構成される問題解決の枠組みである。

　②領域特異的ストラテジー（DSS）

　GSのPlan（計画）で発見した子どもの具体的な作戦である。

4. ガイドされた発見

　4つのテクニックを使用し，子どものスキル習得の達成をサポートする。

①一度に1つずつ：DSSは1つずつ使用する等，子どもを多くの情報にさらさないようにする。

②教えずに質問する：ストラテジーを教えるのではなく質問によって子どもの発見を促す。

③調整せずコーチする：OTRが勝手に環境を調整しない（質問によって発見を促す）。

④わかりやすく：何に取り組むべきかをわかりやすくする。

5. 可能化の原理

学習を促進するために，①楽しく取り組むこと，②基本的な学習原理のテクニックを用いること（第2章 5.応用行動分析学，参照），③自立に向けてサポートを減らすこと，④獲得したスキルの般化・転移を促すことがあげられる。

6. 親や重要な他者の参加

子どもが獲得したスキルを，自宅，学校，地域環境へ般化させ，他の課題へ転移させるために，親または他の重要他者にできるだけ多くCO-OPセッションを観察（参加）してもらうことが推奨されている。

7. 介入の形態

介入の形態には，準備・習得・検証の3つの段階がある。

①準備段階：目標を設定し（COPM），遂行のベースラインを評価し（PQRS），子どもにGSを教える。

②習得段階：スキル習得のためにストラテジーを用いて練習する。子どもとの話し合い，宿題，保護者の参加などによりスキルの般化，転移を促す。

③検証段階：COPM・PQRSの再評価を実施する。

●アウトカム

CO-OPにより期待できるアウトカム[2]は，以下のとおりである。

①ダイナミック遂行自己分析スキル：クライエントは，遂行を分析し，問題を特定するスキルを身につけることができる。

②戦略の使用：クライエントは，GSを用いて，さまざまな作業に対するDSSをつくり出すことができる。

③目標達成・スキル習得：クライエントは，特定のスキルを用いて目標を達成することができる。

④メタ認知：クライエントは，自己の認知過程，心理・社会・身体的な行動知識を得る。

⑤自己調整：クライエントは，目標達成に向けて遂行を調整することができる。

⑥自己効力感：クライエントは，作業遂行に対する自信が育つ。

⑦障害の軽減：一部の研究で，歩行，手指機能，モチベーションなどの指標の改善が報告されている。

⑧意味のある日常生活の達成：一部の研究で，活動・参加，および生活の質の指標の改善が報告されている。

●まとめ

CO-OPは，目標志向と主体的問題解決を特徴とし，作業遂行や結びつきの改善を目的とするトップダウン・アプローチである。OTRのサポートのもと，教師や保護者も実践できるよう設計されており，学校作業療法での応用が期待される。

文献
1) Polatajko HJ, Mandich A：Enabling occupation in children: The Cognitive Orientation to daily Occupational Performance（CO-OP）approach. CAOT・ACE, Ottawa, 2004
2) Dawson D, McEwen S, Polatajko H：Cognitive orientation to daily occupational performance in occupational therapy: Using the CO-OP approach to enable participation across the lifespan. AOTA press, 2017

6 心理学に基づいたエンパワメント

| 高橋　香代子（北里大学医療衛生学部　作業療法士）

はじめに

　学校作業療法において，子どもや教員のエンパワメントを促進し，自律的な行動変容を育むためには，ベースとなる行動心理学に関する知識が必要となる。本項では，Self-regulatory理論[1-3]や，Locus of control理論[4]など，行動変容に関する理論について，教員との関わりを例にあげながら，どのようにエンパワメントを促進していけばよいかについて説明する。

【事例紹介】
　田中先生（20歳代，女性），教員歴3年で市立小学校の1年生クラスの担任。ある生徒（Aくん）のことで困っていそうだと，学年主任を通じて巡回の相談があった。

学校作業療法における エンパワメント

　作業療法士は現状として，学校に常駐しているわけではないので，子どもや教員が専門家からの支援を受動的に乞うのではなく，自分たち自身で困難さに対して対処するといった自律的な行動変容を育むことが必要となる。そのプロセスにおいて重要なのが「エンパワメント」である。

1. エンパワメントとは

　エンパワメントとは，クライエント自身が自分の内在的な能力に気づくことや，個人が自分自身の力で問題や課題を解決していくことができる社会的技術や能力を獲得することとされる[5]。
　田中先生の例でいうならば，田中先生がクラス担任としての能力に自信をもてるようになり，困った場面があっても自分なりに試行錯誤するなど対処していけるようになる，ということを指す。

2. エンパワメントに関する心理学的理論

　心理学とは，人と行動の学問であり，人の心の中の変化や，それがどのように行動に結びついているのかを理論的に説明するものである。特に，エンパワメントを促進するうえでは，図1に示すように，①自分にはできるという「自己効力感」が根っこのようにその人を支え，②「問題解決能力」を活用し，どんな困難さにもへこたれずに柔軟に対処することが必要となる。
　本稿では，自己効力感を向上させる方法としてのSelf-regulatory理論[1~3]と，問題解決能力を向上させる方法としてのLocus of control理論[4]について紹介する。

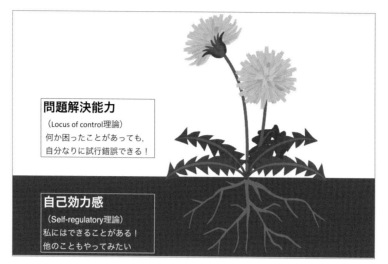

図1 エンパワメントの2つの要素

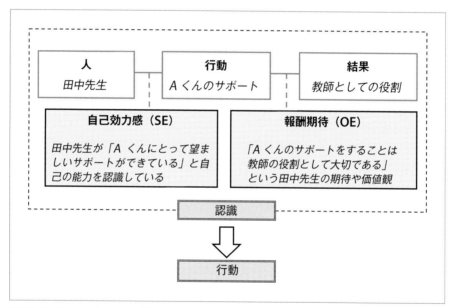

図2 Self-regulatory理論

自己効力感とは（self-regulatory理論）

　Self-regulatory理論[1~3]とは，Banduraによって提唱された理論で，人の行動は，作業遂行における自己の能力に対する考え（自己効力感：self-efficacy）と，作業遂行による結果に対する予測（報酬期待：outcome expectancy）の相互的な作用によって予測されるというものである（図2）。

1. 自己効力感とは

　自己効力感とは，「私は○○をすることができる」といった，作業遂行（行動）に対する本人の能力の認識を表す。自己効力感は，特定の作業に

報酬期待（作業の意味）

		ネガティブ（意味なし）	ポジティブ（意味あり）
自己効力感	低い	A：アパシー・無気力・無関心 　　あきらめる *田中先生はAくんをうまくサポートできる自信がなく，そこに目的や意味を感じていないため，積極的にAくんに関わろうとしない可能性がある．*	B：失望・落胆 　　抑うつ・自己卑下・劣等感 *田中先生はAくんをうまくサポートできる自信がないが，教師の役割として重要だと感じているため，現状に落胆し自己卑下する可能性がある．*
	高い	C：拒否・抵抗・反抗 　　不平・不満を言う *田中先生はAくんをうまくサポートできる自信はあるが，そこに目的や意味を感じていないため，Aくんのサポートを拒否したり不満を漏らす可能性がある．*	D：積極的・意欲的・前向き 　　自信に満ちた行動 *田中先生はAくんをうまくサポートできる自信があり，教師の役割として重要だと感じているため，意欲的にAくんのサポートにまわり，教員職による達成感を感じやすい．*

図3 報酬期待 x 自己効力感 ＝ 人の行動

対する自信を示すものであるが，特定の作業に対する自己効力感が向上することで，その他の作業に対しても汎化するとされている。

　田中先生の場合は，田中先生が「Aくんにとって望ましいサポートができている」と，どの程度感じられているかが自己効力感といえる。

2. 報酬期待とは

　報酬期待とは，作業遂行がもたらす結果に対する予測や，作業に対して本人が抱いている意味を表す。報酬期待は正負で表し，報酬期待がポジティブな状態とは，その人にとって意味や価値のある作業であるといえる。

　田中先生の場合は，「Aくんのサポートをすることは教師の役割として大切である」という田中先生のポジティブな期待や価値観を表す。

3. 人の行動＝報酬期待 x 自己効力感

　Banduraは，自己効力感と報酬期待は相互的

に作用することを強調している。つまり，自己効力感の高低や，報酬期待の正負の掛け合わせによって，人の行動は図3に示すようなパターンをとる。

　田中先生を例に説明すると，Bのように正の報酬期待（Aくんのサポートをしたい）に対して，自己効力感が低い（うまくサポートできる自信がない）場合，落ち込んだり自己卑下する可能性がある。

　一方で，Dのように正の報酬期待（Aくんのサポートをしたい）に対して，自己効力感が高い場合（うまくサポートできそう），田中先生は意欲的にAくんのサポートにまわり，教員としての達成感を感じやすく，まさにエンパワメントがなされた状態であるといえる。つまり，エンパワメントにおいては，意味や価値のある作業に対して「自己効力感を向上させる」ことが重要といえる。

問題解決能力とは（Locus of control 理論）

　Locus of control理論とは，Rotterによって提唱

された概念である[4]。「統制の所在」と訳されることもあり，ある出来事の原因が自分にあるのか（内的統制：internal locus of control），他にあるのか（外的統制：external locus of control）が個人の行動を左右するという考え方である。

1. 外的統制 (external locus of control)

人生で起こる出来事は，自分のせいではなくて，偶発的に，運命的に，もしくは何か強い外的力が働いて起こったことである，という捉え方をすること。つまり，身に起きる出来事は他者のせいであると考え，何か自分が行動を起こしたところで現状は変わらない，という諦めから自発的な行動はしないとされる。

田中先生が外的統制型の場合，Aくんの状況については，どうしようもないことだと諦めてしまう可能性がある。また，Aくんのサポートがうまくいくようになった場合も「OTがやってくれたから」と考えてしまい，結果として専門家頼りとなって自分からは何も行動を起こさなくなることが考えられる。

2. 内的統制 (internal locus of control)

人生で起こる出来事は，自分の行動や性格などが原因である，という捉え方をすること。言い方を変えると，身に起こる出来事は，自分の意思や努力で変えられる，という考え方ともいえる。

田中先生が内的統制型の場合，Aくんのサポートがうまくいくかどうかは自分次第と考えているので，自分なりに試行錯誤してみようと，主体的かつ積極的に取り組むことが考えられる。

3. Locus of controlにおける問題解決能力

エンパワメントを促進するうえでは，クライエントが内的統制型となれるように支援することが重要である。問題解決能力は，人が外的統制型から

内的統制型となり，主体的かつ積極的に困難さに対処するうえで，不可欠である。つまり，どう対処すればよいかを理解している人は，自分なりに試行錯誤することができるので，内的統制型となりやすいといえる。

田中先生の場合も，田中先生がAくんに関する困りごとについて解決の方法を知っているならば，自分なりに取り組んでみようと前向きかつ積極的（内的統制型）になれると考える。

自己効力感と問題解決能力を向上しエンパワメントを促進するための4つのステップ

これまでに紹介してきた，Self-regulatory理論とLocus of control理論に基づいた，学校作業療法として子どもや教員といったクライエントのエンパワメントを促進するための4つのステップ（図4）を以下に紹介する。

1. 傾聴を通して困りごとを焦点化

エンパワメントを促進していくためには，意味ある作業に対して成功体験を積み自己効力感を高めることと，その作業に対しての問題解決能力を身につけることが大切である。したがって，まずはクライエントが何に対して困っているのか，そのニーズ（意味ある作業）を焦点化することが大切である。

その際に，大切になるのが「傾聴」（表1）である。困りごとを焦点化する際には，単に困っている事を一問一答的に聞くだけでなく，どうして困っているのか，クライエントの置かれた状況についても考慮しながら丁寧に話を聞く必要がある。

田中先生を例に説明すると，単に困ったことを聞いただけでは「クラスにちょっと気になる子がいるんですけど…」という端的な回答しか得られなかった。そこで，田中先生が困っている場面を具

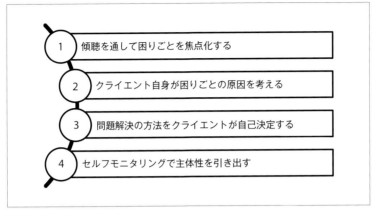

図4 エンパワメントの5つのステップ

表1 傾聴のレベル3段階

レベル1 内的傾聴	自分に焦点が当たっている状態 例：自分が聞きたいことのみ聞いている. 　1問1答の状態
レベル2 集中的傾聴	相手に焦点を当てて集中している状態 例：クライエントの真意・感情を察しようとする 　クライエントの返答について掘り下げていく
レベル3 全方位的傾聴	自分と相手だけでなく，周囲にも気を配って感じ取ることができる状態 例：クライエントのその他の仕事・業務についても情報を得る 　クライエントの周囲の環境（物的・人的）について考慮する

体的に振り返りってもらうと,「Aくんはすぐに走ってどこかに行ってしまう」「もうすぐ運動会なのに,ちゃんと整列できないかも」「Aくんだけに付いているわけにいかないし…」という困りごとの真意や感情を聞き取ることができた。また,田中先生は,生徒が集団行動できることをよいこととして捉えており,そのためのサポートを教師として大切な役割だと感じている（報酬期待），ということがわかった。

そこで,今回は具体的な困りごととして,「Aくんはすぐどこかに走って行ってしまう」こととし,目標としては「Aくんが運動会の開会式で整列できること」を田中先生と話し合いながら決定した。

このように,クライエントの漠然とした不安や問題意識を傾聴しながら,まずは成功体験がつめそうな課題に焦点化する作業を,クライエントとともに行うことが重要である。

2. クライエント自身が困りごとの原因を考える

次に,前項目であげられた困りごとについて,その原因をクライエント自身に考えてもらう。その際にヒントとなりうるのが,Person-Environment-Occupationモデル（PEOモデル）[6]である（図5）。

PEOモデルでは,作業遂行に必要な要素を「Person（人）」「Environment（環境）」「Occupation（作業）」の3つとし,これらの相互作用によって作業が遂行できると説明している。作業遂行に何ら

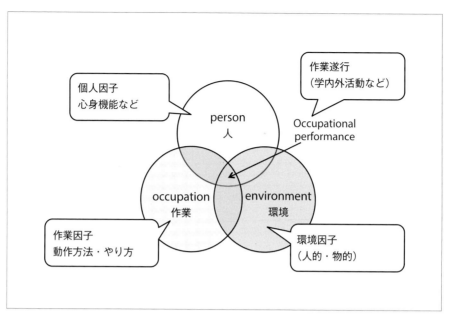

図5 PEOモデル

表2 PEOモデルを用いた問題点と解決方法の整理

	困り事・問題点 Aくんはすぐどこかに走っていってしまう	目標・解決方法 運動会の開会式で整列できる
Person （人）	視覚・聴覚の過敏性 衝動性あり 聴覚フィルタリングが苦手	整列前にたくさん動いて発散しておく
Environment （環境）	たくさんの聴覚・視覚	刺激立つ場所に印 教員が近くに待機する
Occupation （作業）	背が低いので一番前に並ばないといけない	指示は目の前でサインで示す 並び順を前から二番目にする

かの問題がある時には，これらの3つの要素に焦点を当てて考えると，その原因が多角的かつ包括的に把握できる。

田中先生の場合も，なぜ「Aくんはすぐどこかに走って行ってしまう」のかを，Aくん自身の理由（P），環境的な要因（E），やり方・方法（O）というPEOの側面それぞれから考えてもらった。この際にAくん自身の理由（P）については，OTとしての見立てや専門的な説明をしたが（例：聴覚・視覚の過敏性など），環境面（E）や方法（O）については，「どんな時に走っていってしまいますか?」「そ

の時の周りの環境（人・音）は?」「何かきっかけはありそうですか?」などと，具体的な場面を思い出しながら考えるよう促した。田中先生とともに考えた困りごとの原因を表2に示す。

このように，クライエント自身に困りごとの原因を考えてもらう際には，具体的に困った場面を想起しながら，PEOモデルをヒントになぜうまくいかなかったのかを考えてもらうと，比較的問題点があげやすい。

3. 問題解決の方法をクライエントが 自己決定する

困りごとの理由がわかったので，次はその解決方法をクライエントとともに考える。この際に，クライエント自身が解決方法を考えることがエンパワメントを促進するうえでは重要である。

しかし，なかなか自分自身では考えられない場合もあるので，その場合はヒントを出して，解決方法をいくつか作業療法士（以下，OT）から提案し，そのなかからクライエントが選ぶといった自己決定の形式を取ることもよい。また，クライエント自身が考え・決定したと思えるように，選択した方法に対しては肯定，または賞賛するなどの正のフィードバックを心がける。

田中先生の場合も，なかなか自分自身では解決方法を考えられなかったが，まずはOTからAくん自身に対する方法を提案し，実際の運動会での場面を想像してもらうことで，場面の設定や整列の方法についても表2に示すような具体的な案があげられるようになった。また，方法については，田中先生が無理なくできる範囲で設定することを心がけた。

4. セルフモニタリングで主体性を引き出す

エンパワメントのゴールは目標課題が成功するだけでなく，「クライエントが自分なりに試行錯誤・問題解決できる」ことなので，セルフモニタリングを通して自らが状況を振り返り，再検討する機会をもつことが重要である。

たとえば，日報を用いたセルフモニタリングでは，取り組んだ内容をまず記載し，それぞれについて，①うまくいったこと，うまくいかなかったこと，②どのように対処したのか，③自分の気持ち，などを記録し，状況を整理しながら振り返る機会を持つことができる。

田中先生の場合も，日報への記録を促したところ，「①体育の時間に目印をつけてやってみたら，その場に立つことはできた。でも，気になるものが目に入ったら，すぐにその場を離れてしまった，②明日は，前から2番目に並んで，お友達の背中だけが見えるようにしてみる，③思ったよりもうまくいって，ちょっと安心した。」という振り返りができ，これを繰り返すことで自身の問題解決能力が向上していることを実感できていた。

その他のセルフモニタリングの方法としては，標準化された尺度を使うこともよい。例として，カナダ作業遂行測定（COPM）[7]やGoal Attainment Scale（GAS）[8]があげられる。COPMは，クライエントが感じている作業の問題について，その作業の重要度・遂行度・満足度を10段階で評価するものである。GASは，設定した目標の達成を0点として，−2点から+2点までの5段階で評価するもので，達成すべき結果が得られたかどうかを検証する評価法である。

これらの定量的な評価用紙を用いることで，子どもや教員も自分の取り組みの効果や成長を数値的に確認することができ，それが正のフィードバックとして行動変容を促進することにもつながる。

エンパワメントの効果

自己効力感と問題解決能力に焦点を当てたしエンパワメントの効果としては，子どもや教員が自分たち自身で困難さに対処するといった自律的な行動変容を育むことである。自己効力感の向上は，タンポポの根っこの部分を育み，「自分にもできるかも」「やってみよう」という頑張る原動力をもたらす（図1）。また，問題解決能力の向上によって，困った状況においても自分なりに試行錯誤するなど，タンポポの茎や花のように，しなやかに対処できるようになる。

田中先生からも，OT介入後に以下のコメントが寄せられた。「漠然と困りごとがあると，自分の教員としての能力が低いのではないか，と自信をなくしてしまっていたけれど，原因を整理することで，

冷静に状況を捉えられるようになりました。また，解決方法も自分ではなかなか浮かばなかったり，これでいいのか自信がなかったけれど，OTさんに助言をもらったり，たくさん褒めてもらって，練習でも実際にうまくできて，どうにかなりそうかなと思いました。困りごととどう向き合えばいいのかがわかってきたので，これからはAくんだけでなく，クラスの子どもたちとも楽しく向き合っていけそうです」

まとめ

「魚を与えるのではなく，魚の釣り方を教えよ」という言葉がある。学校作業療法においては，いかにクライエントのエンパワメントを促進していくかが重要である。

本稿では，そのための枠組みとして心理学の理論を用いて，自己効力感と問題解決能力を向上させる方法について紹介した。クライエントとのよりよい「協業」のためのヒントとなれば幸いである。

文献
1) Bandura A：Self-efficacy: Toward a unifying theory of behavioral change. *Psychological Review* **84**：191-215, 1977
2) Bandura A：Self-efficacy in changing societies. Cambridge University Press，New York, 1995
3) Bandura A：Self-efficacy: The exercise of control. W.H. Freeman，New York, 1997
4) Rotter JB：Generalized expectancies for internal versus external control of reinforcement. *Psychological Monographs: General Applied* **80**：1-28, 1966
5) Emener WG：An empowerment philosophy for rehabilitation in the 20 th century. *Journal of Rehabilitation* **57**：7-12, 1991
6) Law M, Cooper B, Strong S, et al：The Person-Environment-Occupation Model: A Transactive Approach to Occupational Performance. *Canadian Journal of Occupational Therapy* **63**：9-23, 1996
7) Canadian Association of Occupational Therapists：Occupational Therapy Guidelines for Client-Centred Practice, 1991
8) Kiresuk TJ, & Sherman RE：Goal attainment scaling: A general method for evaluating comprehensive community mental health programs. *Community mental health journal* **4**：443-453, 1968

7 多職種連携における作業療法士の役割

酒井 康年（うめだ・あけぼの学園　作業療法士）

はじめに

第1章で述べたように，作業療法士が特別支援教育に関わることですでに，作業療法士と教員というまったく専門性の異なる職種間による連携である。また，学校は教諭を中心とした単一職種集団にように感じられるかもしれない。たしかに学校教育活動の中心は，校長先生を含めた教諭である先生方が担っている。しかし，実際には多様な役割をもつ，多くの職種が活躍をしている実態が学校にはある。

文部科学省では，2015年に「チームとしての学校の在り方と今後の改善方策について」（以下，チーム学校）を取りまとめている。学校では，授業を含む教科指導以外にも，実に多くの業務を教諭である先生が担わされている。給食指導や生活指導，登下校の指導，クラブや部活動，教材費の徴収，遠足や修学旅行の下見や計画立案・業者交渉，運動会の準備，体育館の管理，いじめ対応，保護者への対応，地元自治会との連携…。

そのような状況のなかでも，教育活動に求められることはさらに増えていく。いじめ問題，英語の導入，特別支援教育の推進，SDGs（Sustainable Development Goals；持続可能な開発目標），LGBT（性的マイノリティ），プログラム教育・ギガスクールなど，学校で取り上げるべき新しい話題は年々積み上がっていく。学校の先生方は，それらの新たな問題を調べ，学び，咀嚼して，教育的に子どもたちに伝えていくことが求められる。

学校の先生たちの長時間労働が話題になっているが，これだけの業務があれば当然である。チーム学校が提唱された背景にあるのは，本来の教育課題に先生たちが注力できるように，多職種の配置導入を行うことで業務の役割分担を行いつつ，組織としての総合力を高めようとするものである。チーム学校が，提言どおりに推進されていくと，今後より多くの職種が学校に配置されていくことになる。特別支援教育の領域においては，作業療法士も視野に入ってくるところではあり，淡い期待をしたい…。

このように学校には多職種が配置されており，その中で活動することを考えたときに，作業療法士はどのような姿勢で取り組むことが求められるのか，整理したい。

学校で働くさまざまな職種

学校で働くさまざまな職種を紹介していくが，筆者の経験してきた側面からの紹介となっている。特別支援教育に関する職種を中心に紹介する。

1. 教　諭

いわゆる学校の先生である。地域によって職階の制度が異なり，いわゆる肩書が異なる。校長先

生はどの地域でも同じであるが，教頭・副校長，主幹・主任の違いなど。地域を移動すると混乱することがあるかもしれない。また，先生たちには，専門としている領域がある。学校種では幼稚園・小学校・中学校・高等学校・特別支援学校の違い，そして教科別に違いがあり，それぞれの免許状がある。また，肢体不自由特別支援学校には学級を担任している教諭の他に，自立活動を担当している教諭もいる。

なお，特別支援学級や特別支援学校の先生が，必ずしも特別支援学校の教員免許状を持っているとは限らない。特別支援学校においては，年々，上昇傾向にあり，84.9%である[1]。特別支援学校における免許保有率は調査結果が毎年公表されているが，特別支援学級では最新のデータが発見できないが，3割程度である[2]。

2. 養護教諭

いわゆる保健室の先生である。体調不良や病気，怪我への初期対応を担ってくれる。医療機関との連携や，校内における医療情報の把握も行っている。リラクゼーションルームになっていることもある，貴重な場であり，先生である。

3. 事務職員

教育活動に直接関わるわけではないが，だからこそ，見えていることがある。

4. 栄養士・給食調理

学校によっては配置がないこともある。特別支援学校で食形態に配慮が必要な場合には，密な連携が必要になる。給食が好きな子どもは多く，調理をしている様子に癒されている子どもたちも少なくなく，調理職員と仲良くなっていることもある。

5. 用　務

校内の清掃や樹木の管理，備品管理などを担ってくれている。子どもたちの話し相手になってくれていることもある。木工作業が得意な人がいたときに，教材作成を担ってくれたこともあった。

6. スクールカウンセラー(SC)

心理職が担っている。特別支援教育の観点だけでなく，子どもや保護者のさまざまな相談にのってくれる職種である。非常勤で雇用されており，勤務している日数は少ないが，特別支援教育においては校内委員会[3]のメンバーであり，先生方もよく相談をしており，学校の内部と外部との中間に位置付けられる職種印象をもっている。

7. スクール・ソーシャル・ワーカー(SSW)

学校における福祉の役割を担う。これまで学校では苦手とされてきたケース・ワーク業務を担って，力を発揮している。貧困や虐待の問題などがクローズアップされている昨今の状況である。今はまだ配置率は高くないが，今後活躍が期待される。

8. 特別支援教育コーディネーター

校内において特別支援教育を推進するキーパーソンである。学校によって，担っている人はまちまちである。養護教諭，特別支援学級・通級による指導の教員などが担っていることが多い。特別支援学校のコーディネーターは，地域に出かけていき，センター的機能を発揮して活躍している先生も多くいる。学校内同士の連携，校内と校外の連携など，いろいろなチャンネルの中心に位置し，連携と調整を進める役割を担っている。

9. クラスでサポートするさまざまな補助教員

　各地域によって，さまざまな制度や予算だてがあり，すべてを紹介することができないが，支援員が配置されていることがある。有資格者の場合も無資格者の場合もある。配置時間に制限があることもあり，常に勤務しているわけではない場合が多い。予算を確保することも，予算があっても実際の人を確保することも難しい場合があるので，簡単に「人を増やすとよい」と提案することははばかれる。人手が必要な場合には丁寧に学校の事情を聞いていくことが必要である。

多職種連携の実践における姿勢

　紹介してきたように学校には多くの職種が関わりをもっている。それぞれの職種が，それぞれの専門性に立脚し，児童・生徒のために働いているのである。専門性の異なる多職種と連携をするときに重要なことは，相手の専門性に対するリスペクトである。いろいろな立場の人の意見を聞いていると，OTが知っていることを知らない可能性や，われわれが当たり前と思っていることを見ていないことがある。しかし，それは，相手の専門性が低いことを意味しているのではない。単に私たちと専門領域が重なっていないだけの可能性があるので，そのことを常に頭に入れておく。

　たとえば，スクールカウンセラーである。心理の専門家であるが，心理職のなかには臨床心理というカウンセリングを専門としてきた人もいれば，発達心理を専門としてきた人もいる。臨床心理を中心に研究・トレーニングをしてきた人のなかには，発達的観点はまだ勉強中のこともある。「心理なのに，こんなことも知らないのか」という判断を拙速にするのではなく，相手の専門性は何かを丁寧にとらえていくことが重要である。逆にわれわれが知らないことを，われわれの知らない観点から

みている可能性が高いのである。貴重な情報源となりうる。

　学校で先生たちと相談をしていると，他の専門職から聞いた話を情報として提供されることがある。「スクールカウンセラーがこう言っていました」「医師からはこう聞いています」などの形で。このような時に気をつけることがある。要は"また聞き"になるので，どこまでが元の人の発言で，どこからが間に入っている人の発言なのか，バイアスがかかっていないかを吟味しながら聞くことである。悪意がなくても，真摯に話をしてくれていても，間に入っている人のフィルターが必ずかかることは考慮しなければならない。

　さらに，その状況で聞き取った情報に対して「それは間違っていますね」などとの拙速な判断もしないことである。元の発言者がどんな意図で発言しているのか，ニュアンスはどうか，など確認する術がないなかでは，言葉だけが独り歩きするリスクが多分にあるのである。「どう思いますか?」と話を向けられることも多いので，対応には慎重でありたい。

　作業療法士自身が，どの程度の頻度で，どの程度継続的に関わることができるかによっても，役割分担の在り方は変わってくる。いずれにしても生活行為向上マネジメント(management tool for daily life performance；MTDLP)の観点で，いつ・どこで・誰が・なにを支援してもらえるのかを意識しておくことが重要である。そのリソースのなかに，OTがどの程度コミットできるのかによって，伝え方は大きく変わってくる。

　ときに，学校の先生も含めた多職種の意見に首をかしげたくなることがあるかもしれない。意見が合わないと思うことがあるかもしれない。ただ，それはある意味当然起こりうることであると考えている。なぜなら，そもそも価値観が異なるからである。異なる価値観・視点が必要だからこそ多職種が分化し，学校教育に関わりをもっているのである。価値観も視点も同じでよければ，最初から多職種は必要ないのである。わざわざ学校の外から人を

よぶ必要もないのである。そして価値観も視点も異なれば，話が合わないのは当たり前といえる。異文化交流である多職種連携では，これらのことは大前提とされていて，しかし，子どもたちのよりよい育ちの実現，充実した教育活動の提供のために力を合わせていくことが求められているといえる。

　したがって，各職種間で価値観を統一することが必要なのではなく，目的を共有し，それぞれが相互の価値観にリスペクトをもち，それぞれの価値観に立って力を発揮することが必要と考えている。

　多職種連携は，別の言葉では学際的アプローチと表現される。学際という言葉は馴染みがないかもしれないが，「世界の国々が関わり合う様子を「国際」と表現するように，いくつかの異なった学問の異なった学問の専門分野がかかわる様子を意味する言葉として生まれた」[3]といわれている。学際的アプローチにはいくつかの状態や段階的なステップがあるといわれているが，学際的な（Trans-disciplinary）の段階が発展的にある到達点にあるといわれ，その段階では「もとの専門分野の境界が薄れて，新しい構造の学問体系が生ずるとされる」[4]。

　相互の専門領域を主張し，縄張り争いをするのではなく，お互いの専門性をリスペクトしあい，学びあい，ぜひとも自分の専門性をさらに高めて，力を発揮して課題解決にあたって，この段階に到達できるようにしていきたい。

まとめ

　学校には，教員を含む多職種がいることを紹介した。そのなかで，学校作業療法では多職種連携していくことの重要性と必要性を確認した。

　多職種連携とは，学際的アプローチ：trans-disciplinaryともいわれ，お互いの専門性を発揮し，子どもたちのために尽力することが重要である。

文献
1）文部科学省：令和2年度特別支援学校教員の特別支援学校教諭等免　許状保有状況等調査結果について，2021
〔https://www.mext.go.jp/content/ 20210308 -mxt_tokubetu01-000013247.pdf〕
2）文部科学省：教員の特別支援教育に関する専門性の現状と課題について（「特別支援教育の推進に関する調査研究協力者会議　審議経過報告」〈平成22年3月24日〉抜粋）
〔https://www.mext.go.jp/b_menu/shingi/chukyo/chukyo 3 / 044 /attach/ 1298226 .htm〕（2021.4.25 参照）
3）赤司秀明：学際研究入門―超情報化時代のキーワード. p.11, コスモトゥーワン, 1997
4）赤司秀明：学際研究入門―超情報化時代のキーワード. p.57, コスモトゥーワン, 1997

8 保護者支援における作業療法士の役割

荻原 エリ（フリーランス　作業療法士）

はじめに

　子どもの作業療法において，子どもの育ちを支えるとともに子どもの人生の伴走者でもある保護者への支援は必要不可欠である。ここ数年で発達分野の作業療法士（以下，OT）の活躍する場が医療から福祉，教育へと広がりを見せている。それに伴い，子どもや保護者への支援の在り方は，OTが属する機関，子どもの発達段階や就学（園）などのライフステージに応じて多岐にわたるようになった。

　筆者はOTとなり，13年目になる。病院勤務を経て保育所等訪問支援に2年間従事した後，現在はフリーランスとして行政より委託を受け巡回相談員として主に学校（園）へ訪問している。保護者支援を語るにはまだまだ不足していると感じるが，日々試行錯誤しながら働く等身大のOTとして保護者への支援について経験から述べたいと思う。

保護者が抱える不安

　発達障害の子どもを育てる保護者の育児ストレスや疲労感が大きいことは多くの研究で報告されている[1~4]。

　「私たち夫婦はわが子が自閉症と知ってからは，互いに認めたくない気持ちとわが子の将来への不安と絶望感に苛まれる日々でした」

　筆者が，以前，保育所等訪問支援員として支援に携わった子どもの父親から受け取った手紙はこのように始まっていた。また最初に勤務した病院では「この子は自動車の免許をとることができますか？」「この子は結婚できますか？」など漠然としたわが子の将来への不安を口にする保護者たちに出会った。誰もが皆，初めてわが子を腕に抱いた時，その誕生を喜び，その将来を希望に満ちたものと描いたはずである。

　過去に研修で支援者向けに以下のようなワークをしたことがある。

　考えてみよう，目の前にどこに続くかわからない長く暗いトンネルがある。あなたは1人で何歩，もしくは何メートル歩みを進めることができるだろうか？

　「発達検査を受けてみてはいかがですか？」「自閉症スペクトラム症です」などという言葉を聞いた，もしくは聞くかもしれない不安に駆られている保護者の多くは，目の前に明るく広がっていた景色から突如先の見えない暗く長く続くと感じるトンネルの前に立つことになる。

　では，このトンネルを進むためにはどんな見通しがあれば進もうと思えるだろうか？　どんな知識や情報があれば安心できるだろうか？　誰と一緒なら歩みを進めることができるだろうか？　自身が支援者でもあり成人した発達障害の子をもつ母親がこう話した。

　「かつての私はこのトンネルの前に一人で立っ

ていました。1人でトンネルを進まなくてはならず
髪が真っ白になりました。誰でもいい，より多くの
人と前に進みたい」

　この切なる願いが心に響いたことを記憶してい
る。

作業療法士（OT）の役割

　「支援」とは「（スル）力を貸して助けること」[5]
とある。それはOTの役割は，対象者が主体的に
自身にとって意味のある作業を可能化するために，
力を貸し助けることであると言い換えることができ
る。また小林は[1]は，専門家は保護者（特に母親）
の気持ちを積極的な育児へと向けていくことが重
要であることを推察していることからも，OTの役
割は「保護者の願う子育て」という作業に焦点を
当て，保護者が主体となり積極的に子育てに取り
組めるよう支援することであると考える。

　しかし子育ては，保護者が一方的に行うもので
はなく子どもとの共作業である[6]。そして子どもの
ライフステージが家庭という最小単位の社会から
集団生活へと移されると，そこにも活動の参加を
通して先生や友達との相互交流が生まれ結果，
複数の共作業が織りなされることとなる[7,8]。その
ためOTには，子どもの実態，環境，そして学校
（園）で期待されている活動や役割を把握，課題
を共有し子どもの社会参加に向けて，それぞれの
立場から子どもの育ちを支え，保護者の悩みに寄
り添い，保護者が希望と見通しをもって子育てに
取り組めるよう支援することが求められていると考
える。

思いを紐解く

　保護者面談において，ときに学校（園）や子ども
に対して強い怒りを表現する保護者もいる。たと
えば通常学級で学ばせたいのに教員から支援学

級を勧められたというケースである。なぜ通常学
級で学ばせたいと思っているのか，丁寧にその怒
りの背景にある思いを紐解いていくと，「支援学級
に入ったら虐められるかもしれない」と不安がある
ことを知る。そして「勉強は生活できるくらいにで
きればいい，それよりも友達と一緒に楽しみ助け合
う力をつけさせたい，社会に出たら人間は1人で
生きてはいけないから」という思いを知ることがで
きる。社会の中で生きていく力をつけさせたいとい
う願い，それが叶わないかもしれないという不安
が，なんとかわが子を普通にさせよう，みんなと一
緒に同じことができるようにさせようと，子どもに対
してもときとして怒りとなって表現されるのである。

　大切なのは「どこで学ぶのか」という手段（作
業の形態）に焦点を当て議論するのではなく，
「仲間とともに楽しみ助け合う力を育てたい」とい
う保護者の願い（作業の意味）を引き出し，願いに
焦点[8]を当てることである[9]。それは信頼・協働
関係を生み「保護者の願う子育て」という作業遂
行に主体的に向かう原動力になると考える。

リフレーミング

　リフレーミングとは，近年では福祉やビジネスシー
ンなどでも広く使われているが，元々は家族療法
の用語である。ある枠組みでとらえられている物
事の枠組みを外して，違う枠組みでとらえ直すこ
とを指す[10]。たとえば，多動衝動は活発で行動力
があるともとらえることができるように，われわれは
常に目の前に起こる出来事に対して自分の価値観
に基づき解釈をして生きている。筆者は保護者が
どんな価値観のもと，子どもの行動に対してどのよ
うな解釈をしているのかを理解することが重要と
考える。

　病院でOTとして働き始めた筆者に，最初にそ
れを教えてくれたのは書籍や論文ではなく，保護
者自身であった。子どもが発表会で舞台に立ち，
みんなとともに歌を唄わずキョロキョロしたり，動い

たりする様を見て，その場から消えたかったと肩を落とす保護者と，みんなと一緒に舞台に立てたと喜んだ保護者がいたのだ。じっとできなかったことも，舞台にみんなと立てたことも，どちらも事実である。しかし焦点が当たるのは，問題点であり，多くは前者であることが多い。当然のこと母親がどのように子どもの行動をとらえるかによって，子どもに対する声かけや対応は変わる。保護者の解釈が子どもにどのような影響を与えるのかは想像にかたくない。

そのため，母親が問題点と感じていることを共有するだけでなく，子どもの成長やできているところにも着目し，子どもの行動を肯定的な枠組みでとらえ直し，問題点を課題に置き換え，弱みは強みでもあることも伝えるように，リフレーミングを意識した関わりをするようになった。保護者の肯定的な解釈や関わりが子どもの成長の後押しとなるからである。

家庭と学校（園）との協働

子どもの社会参加の場である学校（園）との協働・連携は，不可欠であり，重要な保護者支援の1つであると考える。沖縄で保育所等訪問支援員として関わった事例を紹介したいと思う。

担当した4歳になる男児は，とても人なつっこく愛嬌のある子どもであった。と同時に活発という言葉では収まりきれない姿もあった。家から一歩出ると常に目がはなせなかった。道路に飛び出す，車に乗っても思っていた方向と違えば，横から急にハンドルをきるのであった。園生活でもなかなか集団に参加できず1人ブロックで遊ぶ姿や走り回る姿があった。初めての発表会では多くの人が集まり刺激も多く，子どもが走り回ることが容易に予見されたため，不安に駆られる母親と担任とOTとで「発表会への参加」に向けて話し合うことになった。

開始早々，その会を行うことを知った園長が急

遽参加し，次のように語った。「お母さん，彼の笑顔をみてください。彼の笑顔はなんとも素晴らしい。この笑顔で体育館を走り回ったとして誰が嫌な思いをしますか？ 大人が見たくないと思うのは，泣き叫ぶ子どもを無理やり大人が引きずっていく姿です」

保護者はおろか，筆者も一瞬で心が救われた瞬間であった。その後の話し合いは，練習でも舞台に上がれば力を発揮できるようになってきたので，発表会中は支援員が見守り，待つ時間は体育館内に母親と好きなブロックをして過ごせる空間を設けるのはどうか？ より社会的に認められる形で走り回れるように手裏剣を持ち忍者に扮するのはどうか？ など前向きな提案の話へと一気に加速した。母親は家庭内で子どもに対し発表会を楽しみにしていることを告げ，教員と日々の情報を共有し練習に励む姿を認める声かけなど肯定的な関わりをした。母親が安心してチームの一員として主体的に協働することができた事例であった。

チームで「参加」という目標に向かって，それぞれができることを話す場を設けることの意義，そして管理職が参加することの意義を感じるとともに子どもの応援団が増えることの心強さを感じた事例でもあった。

おわりに

障害のとらえ方については，社会参加を阻む障害の原因は個人にあるという従来の医学モデルの考え方から社会の側にあるという社会モデルへと変わり，現在では個人と環境との相互作用で状態像が変わるとする包括モデル（ICF：国際生活機能分類）へと変遷をたどっている[11]。

鳥居[11]は，知的機能や発達特性などの発達多様性は，環境因子との相互作用により，適応状態が良好であれば「個性」に，不適応の状態であれば「障害」となると述べている。しかし，日本ではいまだ家庭でも集団の場でも不適応の状態は，

家庭や子ども個人の問題または, 学校 (園) の問題と, どちらか一方に原因があるようにとらえ, 皆と一緒に同じことができることを重んじる風潮があると感じる。そして, 多くの保護者がわが子を他児と比較し, できないことに焦りや葛藤を抱えながらもSOSを出すことができず必要な支援を受けられずにいる。巡回相談で上がるケースの多くは, 通常学級にいる子どもたちである。

筆者は, 子どもの障害の有無にかかわらず, 医療や福祉, 教育という職域, そして専門職の垣根を超えて目標を共有し, それぞれの立場で関係する人々がともに歩みを進め, 親子が安心して次のステージへと向かうためのバトンを受け渡していくという協働, 連携という共作業が今, 支援のあり方として求められていると考える。

文献

1) 小林倫代：障害乳幼児を養育している保護者を理解するための視点. 国立特別支援教育総合研究所研究紀要 **35**：75-88, 2008
2) 山崎せつこ, 鎌倉矩子：自閉症児Aの母親が障害児の母親であることに肯定的な意味を見出すまでの心の軌跡. 作業療法 **19**：434-444, 2000
3) 渡部奈緒, 岩永竜一郎, 鷲田孝保：発達障害幼児の母親の育児ストレス及び疲労感. 小児保健研究 **61**：553-560, 2002
4) 柳澤亜希子：自閉症スペクトラム障害児・者の家族が抱える問題と支援の方向性. 特殊教育学研究 **50**：403-411, 2012
5) 〔http://www.weblio.jp/content/ 支援〕(2020.3.10 参照)
6) RuthZemke, FlorenceClark：作業科学—作業的存在としての人間の研究. p.233-277, 三輪書店, 2004
7) 小田原悦子, 西方浩一, 鴨藤菜奈子：重症心身障害児の社会参加の促進：共作業の視点. 作業科学研究 **12**：50-59, 2018
8) 仲間知穂, 子ども相談支援センターゆいまわる：学校に作業療法を. p.98-116, クリエイツかもがわ, 2020
9) 齋藤祐樹, 友利幸之介, 上江洲 聖, 他：作業で語る事例報告—作業療法レジメの書き方・考え方. p.4-5, 医学書院, 2014
10) 〔http://ja.wikipedia.org/wiki/リフレーミング〕(2020.3.15参照)
11) 鳥居深雪：学びの多様性をふまえたインクルーシブ教育. LD研究 **29**：165-169, 2020

9 小児期の作業療法に関する エビデンスを考える

| 松島 佳苗（関西医科大学 リハビリテーション学部）

2019年に『Australian Occupational Therapy Journal』に発表されたNovak とHonanのシステマティックレビュー[1]は，小児期の作業療法に大きなインパクトを与えるものであった。国内でも，広く実践されてきている脳性麻痺児に対する神経発達学的治療（NDT）や自閉スペクトラム症（ASD）児に対する感覚統合療法（SI）といったボトムアップ・アプローチは，「**行うべきではない（Don't do it）**」介入方法であると提言がなされたからである。

この論文のなかでは，トップダウン・アプローチの有効性が明示されており，日常生活スキルへのアプローチなどICF（国際生活機能分類）における活動レベルへの介入効果が高いことが報告されている。作業療法士（以下，OT）は，子どもの家庭や「学校・地域」における生活，そして主体的な参加を支援する医療専門職である。そのため，活動や参加を支援し，その効果を検証し，科学的に効果が検証されているアプローチを対象児に提供していくことが求められている。このような観点からいえば，この論文で示されていることは，作業療法士が実践すべきことや作業療法の専門性を活かした支援の有効性を示した論文であると言えるのかもしれない。

具体例をあげて述べると，脳性麻痺児に対しては，活動ベースのアプローチであるGoal Directed Training（GDT）が「**行うべき（Do it）**」介入方法の1つとして紹介されている。GDTの目的は，対象児が意味ある日常の活動に従事し，成功できる機会を増やすことにある[2]。GDTには，運動学習理論やダイナミック・システム理論（運動行為は，人（P），環境（E），作業／活動（O）の影響を受ける）の考えが取り入れられている。GDTで行うダイナミックなパフォーマンスの分析は，発達性協調運動症（DCD）児に用いられることが多いCognitive Orientation to daily Occupational Performance（CO-OP）[3]とも共通したものである。CO-OPについては，その内容の詳細を本稿では紹介しないが，Novak & Honan（2019）の論文でもDCD児への実施が推奨されている支援であり，国内でも少しずつ実践されるようになってきている。

GDTにも応用されている人－環境－作業モデル[4]（Person-Environment-Occupation Model; PEO model）は，複雑な人の機能や体験を支援する作業療法実践において有用性の高いモデルの1つとなっている（図）。PEO modelにおいて，人（P）は，ダイナミックに環境と相互に関わりながら，たえず発達し続ける存在である。環境（E）は，人が作業遂行を実践する文脈や状況であり，作業（O）は，自己保全や文脈における経験，そして達成と満足を感じることへの内的欲求に合致したものと考えられている（図）。

子どもにとって，学校は，作業遂行を実践する文脈（環境：E）として大きな比重を占める環境であることから，学校環境での作業遂行を支援する作業療法は有効性が高いと考えることができる。2020年に米国の作業療法士協会（AOTA）が発表した5〜21歳を対象とした作業療法実践のガイドラインでも，家庭，学校，地域など，子どもにとっ

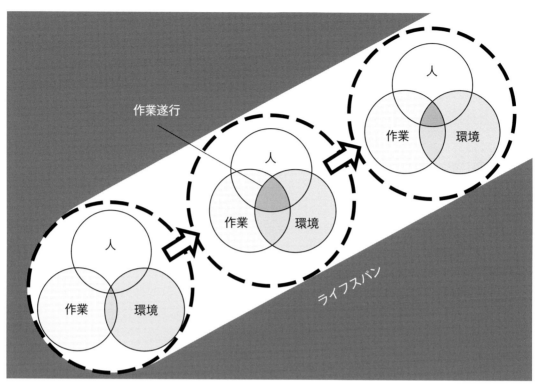

図 人–環境–作業モデル

　人（P），環境（E），作業（O）の3つの円が重なった部分（図中 ▨ ）が作業遂行であり，重なりが大きいほど，作業遂行が最適な状態（Maximizes fit）へと近づく。Lawらは，ライフスパン全体を通したさまざまな場面でこの3つの関係性は変化し，それは発達的な段階も反映するとしている。

（文献4）より一部改変）

て自然な文脈，習慣や環境のなかで，支援を提供することが推奨されている[5]。

　以上のことから，子どもが作業を遂行する環境（家庭や学校）において，活動レベルのアプローチを実践することが，最も効果的な支援であると言えそうである。ただ，そのように単純に結論づける前に，立ち止まって考えておかなければならないことが1つある。それは，目の前の子どもは発達する存在であるということである。子どもにとって「今，意味がある作業」を支援する（トップダウン・アプローチ）と同様に，1年後，5年後，10年後を考え「子どもの未来において意味のある作業」を支援することも重要である。後者の支援は，ボトムアップ・アプローチとも言えるだろう。先に紹介したNovak & Honan（2019）らの論文[1]では，発達

を支援するようなボトムアップ・アプローチの実施は，推奨されていない。エビデンス・レベルの高い研究手法を用いた効果検証がなされてきていないためである。

　そのため，ボトムアップ・アプローチに関しては，経験的知識・技術だけではなく，誰に対して（対象児の属性を含む）用いた時に，どのような効果が得られるのか，または得られないのかについて，適切な研究手法を用いて検証していくことが今後必要である。特に「誰に対して」という点に関して，小児期は，発達のプロセスのどこで，子どもに出会い，関わるのかによって，OTが支援するべき文脈や作業遂行は変化する。AOTAのガイドラインでは，0~5歳といった低年齢児に対しては，認知や運動への発達的観点からの支援が推奨されて

いる[6]ことから，作業療法士が発達過程や発達段階のどこに関わるのかにおいても，トップダウン・アプローチとボトムアップ・アプローチを用いる比重は変わることが考えられる。

　また，小児期，特に就学前などの低年齢児に関わる場合，保護者や家族を対象とした支援や保護者や家族がチームの一員として支援に関与することも重要である。Novak & Honan[1]の研究のなかでも，保護者支援について触れられており，作業療法介入の約13%が保護者を対象としていることを報告している。　家族中心（family-centered）[7]という概念は，特に新しいものではないが，支援内容の決定や目標設定，支援結果の評価に家族が加わることは，作業療法の対象となる子どもや家族にとって重要であるとされている。そして，Hanna & Rodger（2002）は，家族との良好な協働関係を築いて行くうえで，家族個人の要素（個人的経験，感情表現の方法，子どもの障害とらえ方，子どもとの関わり方，など）の多様性を考慮することが大切であると述べている。

　学校支援を行ううえでも，家族中心の考え方は重要である。教育現場では，医学的診断の有無にかかわらず，支援が必要な子どもが多く存在している。しかし，家族が子どもへの特別な支援に対して強い抵抗を示すこともけっして少なくない。早期支援は子どもにとっては有効であると言えるが，保護者が支援を受け入れる心理的プロセスにも配慮して慎重に進める必要がある。特に，神経発達症児の場合，家庭と学校では子どもがみせる姿が異なり，学校の教員が感じている子どもの困り感を保護者が理解しにくい場合もある。家族の理解と同意，そして協力は学校支援においても欠くことはできないものだと言える。

　学校支援に携わるOTが，直接家族に関与しない場合であっても，家族の情報を得ること，教員が家族をどのようにとらえているのかを知ること，教員と家族の関係性を把握しておくことは，効果的な子どもの支援につながると考える。そして，ときには家族と教員の協働をサポートするような役割

を作業療法士が担うこともあるだろう。

School-based OTのエビデンス

　国内でも「学校作業療法士」の取り組みが進められ，さまざまな立場で教育現場に携わるOTも増えてきているが，その数は現在も決して十分とは言えない。米国のOTの勤務先として小児科が21.4%と最も多く，それとは別に学校システムが20.6%を占めているのに対して（National Board for Certification in Occupational Therapy）[8]，国内においては，児童福祉法関連施設が2.0%，特別支援学校が0.2%という割合（2019年度日本作業療法士協会会員統計資料）となっており，小児期に携わるOT自体が非常に少ない現状にある。OTによる学校支援は国内ではまだ実績も少ないが，現在どのようなエビデンスが示されているのかを就学前後に分けて，以下に概説する。

1. 就学前の保育所・幼稚園支援

　0〜5歳児を対象としたClark & Kingsley[6]のシステマティックレビューでは，発達を促すことを目的とした活動やプログラムの提案は，支援チームの一員として作業療法士が担うべき役割の1つであることが示されている。特に，米国では多様な早期支援プログラムが開発されており，子どもや保護者の多様性に応じた提案ができることが望ましいとされている。

　認知的側面に関しては，ワーキングメモリや認知の柔軟性，初期の読み書き能力などに対する支援効果が報告されている。具体的には，初期の読み書き能力に関して，「Read It Again program」などが紹介されており，介入後に活字の知識（形態，他のシンボルと活字の違い，など），アルファベット（大文字）の名称，単語への気づきなどの向上がみられることが報告されている。

　また，子どもの精神的側面への支援として，先生

（保育士）に「Positive Behavioral Interventions and Supports（PBIS）」の活用について紹介することで，子どもの社会的スキルが向上し，問題行動が減少することが示されている。PBISでは子どもに必要なサポートを3段階に分け（ユニバーサルな予防【few】，対象を絞った予防【some】，集中的個別的な予防【all】），サポートを段階に応じて提供するなどを特徴としている。

2. 就学後の学校支援

　就学後に着目した場合，学級活動や授業への参加，教科学習は学校支援の中心的な支援対象となる。近年の研究では，①文脈的な調整と同様に友達や仲間の関与やサポートが参加につながること，②紙と鉛筆を用いた治療的な練習（例：自己評価技法や遂行に対するフィードバックといった認知的ストラテジーの活用など）がより有効であり，書字や読み書きに関連した基礎的な要素に対する支援（例：視知覚や運動スキル）は，それ単独では十分な効果が検証されていないことが報告されている[5, 10]。

　一方，国内の小児期のOTは，学校適応支援の手段として，「感覚・運動遊び」を最も多く用いており，ついで「書字」，そして「物品・道具・遊具の操作」を用いていることが報告されている[11]。たしかに，OTが「書字（Handwriting）」や，道具操作（ハサミ，定規，コンパス，箸など）を支援することは就学前後にかかわらず多く，家庭や学校からの主要なニーズの1つでもある。国内のOTは，これらの作業遂行を支えている感覚や運動の側面を重視して支援を行う傾向も強く，Ayres[2]が提供した感覚統合理論や発達モデルを応用することが多いことが推察される。

　しかし，先に述べたように，このようなボトムアップ・アプローチの効果は，今のところ十分に検証されておらず，実施が推奨されるだけのエビデンスが乏しい。しかし，書字や道具操作の練習を行う際や，操作が行いやすいように物理的環境の調整を行う場合，感覚や運動といった基礎的要素の評価，そして発達的視点は必要不可欠である。なぜなら，道具操作を妨げている要因が筋出力の問題なのか，感覚処理の問題なのかによっても，支援方針はまったく異なるものになってくるからである（両者が関連する場合もあるが，その際もどちらを主に支援するかを検討する）。さらに，姿勢制御や中枢部の支持性，不慣れな道具や遊具をどう操作するのかといった運動企画，対象や環境をとらえる認知的側面が関与することもある。特に，子どもがどのように道具操作を獲得していくのかといった発達的視点は，支援における適切な段階づけの手がかりを与えてくれる。

　その他にも，ASD児などの神経発達症児を対象に，学級での参加や学習の達成を目的として，weighted vests（錘を入れたベスト）の着用や，セラピーボールを椅子などに応用した感覚ベースの支援が学校環境で提案される場合があるが，このような方法は効果があると報告している研究と，効果がないと報告している研究の両方があり，結果は一貫していない。効果があることを報告している研究は，被験者数も少ないことから，このような支援方法の導入を検討するうえでは注意が必要とされている[10]。

　筆者は，このような支援も，研究として一律に対象児に提供されるものではなく，上述したような個別性の高い評価に基づき導入して，初めて効果が得られるものだと考えている。そのため「誰に対して」ということが重要なのである。

子どもの遊びを支援することのエビデンス

　子どもにとっての遊びの重要性は，本項で述べるまでもないが，遊びは子どもにとっての重要な作業であると同時に，子どもの発達を促がす手段でもある。「遊びと探索学習」という書のなかで，Reilly[13]は"遊びは学習とよぶ行動に属するもので

表 熟達した作業療法士（熟達者）と経験が浅い作業療法士（非熟達者）の関わり

熟達者の特徴	非熟達者の特徴	作業療法士の視点からの解釈
・活動の難易度に幅広く変化がつけられており，子どもによる再挑戦が観察される	・活動の難易度が，一様で，子どもにとって相対的に低く，子どもによる再挑戦が相対的に少ない	熟達者の場合，子どもの評価の妥当性が高く，段階付けが細やかに行える
・子どもの行為の流れに沿って，セラピストによる言葉がけや手順提案がなされる		
・子どもにとっての難易度に応じて，セラピストによる言葉がけや手順提案の細やかさが変化する		
・セラピストによる「疑問」の言葉がけ（*）が相対的に少ない	・セラピストによる「疑問」の言葉がけ（*）が相対的に多い	熟達者の場合，子どもの言動から適切に意図をくみ取ることが比較的容易である（評価の適切性とも関連）
・セラピストによる「雰囲気作り」の言葉がけ（**）が相対的に多い	・セラピストによる「雰囲気作り」の言葉がけ（**）が相対的に少ない	熟達者の場合，子どもの反応に気づき，それに応じて場面展開が柔軟に行える（場を仕立てることができる）
・セラピストの言葉がけや手順発案に応じて，子どもが手順を詳細化し発案する	・セラピストの言葉がけや手順発案に応じた子どもの手順発案が相対的に少ない	熟達者の場合，子どもの主体性を引き出す関わりがより意識的になされている

* 「疑問」の言葉がけ：・子どもが今どのような様子かわかっておらず，困った様子で子どもに質問する
・活動と関係のない子どもの反応に驚く
** 「雰囲気づくり」の言葉がけ：・子どもも含め参与者が心理的に楽しめたり安心感をもったりするような言葉がけを行う
・子どもの注意を周りの人に向ける言葉がけを行う

（文献5）より一部改変引用）

ある"と述べている。作業療法士は，子どもが内的に動機づけられた遊びを用いて，子どもの発達や学習を効果的に促がす支援を提供する。

さらに，学校や家庭，地域のなかだけではなく，生死に直面するような疾患で長期間の入院加療を余儀なくされる子どもに対して，入院期間中に作業療法士が遊びの支援を提供することもある。Jasemら[14]は，遊びは子どもに楽しみや幸福感を提供するものであり，何気ない遊びや活動に参加し続けられることの重要性，子どもの遊びに取り組むうえでの健康状態の影響，遊びを共有し，その機会を決定づける社会環境や物理環境の重要性について記している。

以上のことから，遊びは，目標指向型のトップダウン・アプローチでもあり，発達を促がすためのボトムアップ・アプローチでもある。

関わりの技術に関するエビデンス

最後に，筆者らが研究に取り組んできている関わりの技術に関するエビデンスについても触れておきたい。関わりは，人が人を支援するうえで，その影響を無視することはできないものである。個々の子どもに応じた多様で柔軟性がある支援は，豊かな相互性の関わりによって成り立つものと考える。そして，熟達者と呼ばれるような作業療法士と子どもの関わりを目にした時，子どもが示す反応からその支援が効果的であると感じることができるだろう。そのような熟達者の関わりの共通点を見つけ出す

ために，筆者らは，熟達者と非熟達者の違いを比較検証する研究に心理学者とともに取り組んできている。

これまでの研究では，熟達者と非熟達者がASD児に対して行う作業療法場面（感覚統合理論に基づく支援）をビデオ収録し，作業療法士の発話をコード化して分析を行った[15]。この研究では，熟達者・非熟達者における子どもへの言葉がけの特徴の違いが明らかとなっている。表に研究を通して明らかになった特徴を示す。同じ支援方法であっても，それを提供する作業療法士の関わりの質が高ければ，より高い効果を示すことが期待され，関わりの質が低ければ，エビデンスが示されている支援方法であっても，その効果には限界があるかもしれない。

関わりは多様性があるからこそ，可能性を引き出すことができる。そのため，誰もが同じ関わりをする必要はない。ただ，熟達者の関わりのエッセンスが明らかになり，それを多くの作業療法士が学び応用することができれば，エビデンスに基づく質の高い支援につながることが期待される。

まとめ

ここまで，本稿を読まれた読者は，エビデンスに基づく支援として，目の前の子どもに対して何をするべきなのかと迷われるかもしれない。小児期の作業療法士として，子どもの作業遂行を支援すること（もしくは，支援のゴールに作業遂行を設定すること）は，作業療法の専門性の根幹である。そして，作業遂行や活動に焦点を当てた支援効果は，さまざまな効果研究によって，実施を推奨するだけの十分なエビデンスが構築されてきていると言えるだろう。さらに，学校作業療法といった生活場面で行われる支援形態は，子どもにとって自然な文脈のなかで行われる最も効果的な方法の1つである。

一方，子どもの未来を支援するボトムアップ・ア

プローチは，研究デザインの問題も含め効果を裏づけるエビデンスは示されていない。しかし，研究技術の進歩や新たな研究手法の開発と応用により，これまでは十分に効果が検証されてこなかった支援に関してもエビデンスを適切に検証できる可能性が広がりつつある。エビデンスは，日々常に更新されるものである。よりよい支援を実践してエビデンスを更新していくこと，そして質の高いエビデンスを探求し選択していくことは，未来ある子どもの支援に携わるわれわれに課されていることではないだろうか。

文献
1) Novak I, Honan I: Effectiveness of paediatric occupational therapy for children with disabilities: A systematic review. *Aust Occup Ther J* **66**: 258-273, 2019
2) Hoare B, Imms C: Goal-directed training of activity performance. *In*: Physiotherapy and Occupational Therapy for People with Cerebral Palsy: A Problem-Based Approach to Assessment and Management. Dodd KJ, Imms C, Taylor NF (ed), Mac Keith Press, London, 2010
3) Polatajko HJ, Mandich A: Enabling Occupation in Children: The Cognitive Orientation to Daily Occupational Performance (CO-OP) Approach. CAOT publications ACE, Ottawa, 2004
4) Law M, Cooper B, Strong S, et al.: The Person-Environment-Occupation Model: A transactive approach to occupational performance. *Can J Occup Ther* **63**(1): 9-23, 1996
5) Cahill SM, Beisbier S: Occupational Therapy Practice Guidelines for Children and Youth Ages 5-21 Years. *Am J Occup Ther* **74**(4): 7404397010 p 1-7404397010 p 48. doi: 10.5014/ajot.2020.744001.,2020
6) Clark GF, Kingsley KL: Occupational Therapy Practice Guidelines for Early Childhood: Birth-5 Years. *Am J Occup Ther* **74**(3): 7403397010p1-7403397010p42. doi: 10.5014/ajot.2020.743001.,2020
7) Hanna K, Rodger S: Towards family-centred practice in paediatric occupational therapy: A review of the literature on parent-therapist collaboration. *Aust Occup Ther J* **49**: 14-24, 2002
8) National Board for Certification in Occupational

Therapy, Inc. 2022. Practice Analysis of the Occupational Therapist Registered（OTR®）Executive Summary. 2018〔https://www.nbcot.org/-/media/NBCOT/PDFs/ 2022 _OTR_Practice_Analysis.pdf〕（2024.2.24参照）

9）2019年度日本作業療法士協会会員統計資料〔https://www.jaot.or.jp/files/page/jimukyoku/kaiintoukei2019.pdf〕（2021.3.26参照）

10）Grajo LC, Candler C, Sarafian A：Interventions Within the Scope of Occupational Therapy to Improve Children's Academic Participation: A Systematic Review. *Am J Occup Ther* **74**（2）：7402180030p1-7402180030p32. doi: 10.5014/ajot.2020.039016, 2020

11）助川文子，伊藤祐子：日本における発達障害児に対する学校適応支援を目的とした作業療法の手段. 作業療法 **39**：557-567, 2020

12）Ayres AJ：Sensory integration and learning disorders. Western Psychological Services. Los Angeles, CA, 1972

13）Reilly M（著），山田　孝（訳）：遊びと探索学習 知的好奇心による行動の研究. SAGE PUBLICATIONS, California, 1974, 協同医書出版社, 1982

14）Jasem Z, Darlington A-S, Lambrick D, et al：Play in Children with Life-Threatening and Life-Limiting Conditions: A Scoping Review. *Am J Occup Ther* **74**（1）：7401205040p1-7401205040p14. doi: 10.5014/ajot.2020.03345, 2020

15）長岡千賀，小山内秀和，矢野裕理，他：子どもの適応行動の発達を支える療育者の関わり：発達障がいの作業療法場面の分析. 認知科学 **25**（2）：139-155, 2018

第Ⅲ章

学校作業療法の支援例

1 通所施設における 学校生活支援—1

増子 拓真（たすくグループ 作業療法士）

庄司 薫（同 作業療法士）

"たすくグループ"について

　筆者らが所属するたすくグループは，一貫性と継続性のある支援体制の構築を理念とし，全国10拠点の通所事業所の運営を実施。作業療法士（以下，OT）は全国で14名在籍している（2021年4月時点）。一人ひとりへの個別のアセスメントを軸とした，児童発達支援事業と放課後等デイサービス事業，保育所等訪問支援事業，特別支援学校等への外部専門員事業を行っている。ライフステージにおける継続した支援のなかでは，18歳以降の就労支援への取り組みや，住まいをサポートする取り組みも始めている。

　支援の特徴としては，保護者との協働を重点的に掲げており，早期から保護者が同席したアセスメントや療育の実施を通して，保護者の子ども理解を推進している。このなかで，保護者を中心とした，家族や学校関係者，他の支援事業者との連携は欠かせない取り組みとなっている。

　本項においては，おもに通所事業所における学校生活支援として，専門的な視点を保護や他の支援者に伝えていく際に活用しているシステム化した取り組みについて紹介する。

児童通所施設における専門職の拡大と学校生活支援のポイント

　障害福祉サービスである，児童発達支援事業や放課後等デイサービスにおいて，医療機関との違いは，単一の職種で報酬算定をしているのではなく，あくまで各事業所に指定されている定員数に対しての利用者数で算定がされていることである。そのため，必然的にOTのみという職場は生まれにくく，事業所内での利用者に対する支援の方向性や評価，アプローチ方法などは，常に多職種で共有していく必要が生じる。

　児童発達支援事業，放課後等デイサービスにおけるOTニーズは，令和3年の障害福祉サービスの報酬改定により，さらに高まっている。加算の配置として重視されているポイントは，ケアニーズの高い児童に向けた指導が中心である。福祉サービスは相談支援事業所を中心とし，各事業所の利用については保護者，本人の意思によって決定する。このことからも，サービス利用を決定し，継続していくためには，保護者の理解を推進しなければならない。特に通所支援事業所における利用者の相談としては，困った行動に対する相談や，学校との連携なども求められ，ときには他の通所事業所とのやりとりも必要となる。その際に，さまざまな支援者間で使うことのできる共通言語の使用や，何よりも保護者が児童の理解をするためのサ

1881-6339/21/¥400/論文/JCOPY

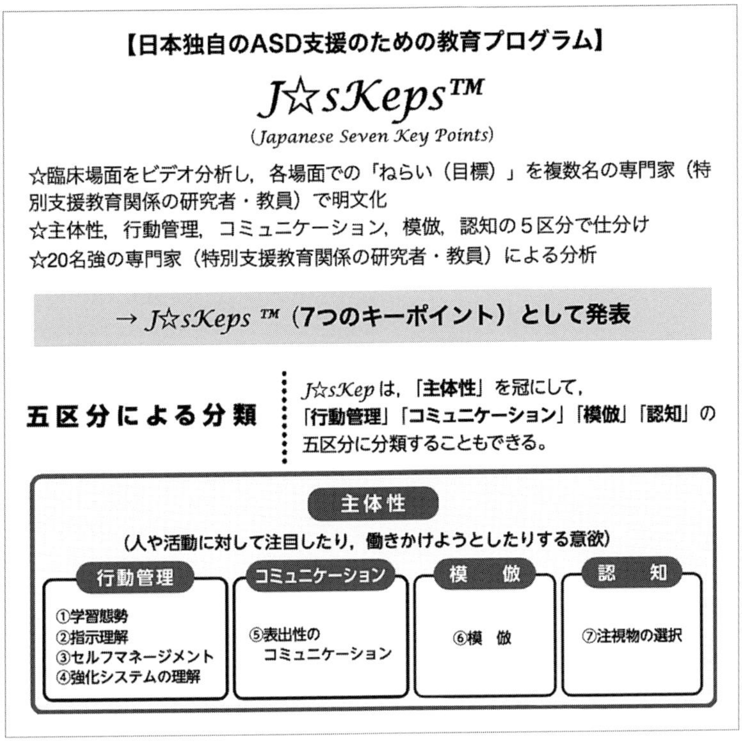

図1 自閉症教育7つのキーポイント（J☆sKeps™：Japanese seven Keypoints）

ポートをすることがポイントである。

このような外部機関での取り組みを進めるためには，主体である本人・家族側からのアプローチが欠かせないからだ。そのために，早期から保護者と一緒に本人理解を進めることで，今の取り組みが学校や家庭でどのように生かされるのか，また将来どのように生かされるのかを話し合っていく必要がある。

たすくの通所事業所における 支援のプログラム化

たすくでは国立特別支援教育総合研究所での自閉症教育7つのキーポイント（以下，J☆sKeps™：Japanese seven Keypoints）を用いて支援の統一を図り，これによって，学習を支える学びの力を評価している（図1）。この厳密なアセス

メントによって支援するべき優先順位を決めることができれば，それを家族・支援者間で統一することによって，本人に必要なアプローチの目標を定めることが可能となる。

このJ☆sKepsに基づき，アプローチすべき取り組みを「機能的な目標」という将来を見据えた目標一覧から順に療育を開始する。その療育内容も，すべてが細分化，段階づけがなされており，保護者がそれらの資料をみて子どもへの関わりや今後の目標設定ができるようなシートになっている。アセスメントに基づき，その平均点に従って，対象児童の学習環境や取り組むべき課題を機能的な目標一覧から設定する。この指標があることにより，保護者に今の取り組みと将来必要なステップをわかりやすく示すことが可能となる。

事業所における学校支援の事例

本稿では，アセスメントを通じた環境調整・構造化，ご本人の特性の理解「感覚処理の問題」について，保護者の子ども理解と協働の視点からAさんについて以下に報告する。

Aさんは，特別支援学校小学部2年に在籍する知的障害を伴う自閉スペクトラム症（ASD）の男児である。幼少期は発語がなく，2歳頃から友達に噛みつくことが増え，市の母子通園の療育センターに通い始める。3歳でASDと診断。特別支援学校入学後は，地域の放課後等デイサービスに通い始める。小学部1年時は，食事はスプーンフォークにて自立。トイレは失禁があったため定時排泄を促し，おむつを着用していた。

好んでいたことは，食事，プラスチックの野菜のおもちゃを噛んで遊ぶ，石鹸を泡立てる，ハンモックで揺れる，ドライブで風景を見たり風を手や顔で感じたりすること。嫌悪感を示していたことは，赤ちゃんや子どもの泣き声，身体を急に触られること，見通しがもてない活動であった。小学部1年の冬に，保護者や学校の先生，クラスメイトの髪を引っ張る，噛む，つねる，叩く，学校や家の中で走り回る，大きな声を出して拒否や要求を表すといった行動問題が顕在化し，たすくの個別相談に両親と参加した。

1. 保護者のニーズと方針

保護者との個別面談では，「髪を引っ張る，相手を噛む，つねる，座っていられないなど，本人の行動の原因を知りたい。本人とどう関わったらよいか，わからない。本人にとって適切な支援をしてあげたい」と話していた。

Aさんの生活史から，本人と家族の精神的ストレスがうかがえた。発達障害は，脳の器質的障害であることがわかっており，第二次性徴を迎える思春期には，脳代謝異常がさらに大きく顕在化し，

行動問題が増える可能性があり，社会参加を困難にすると考えられる。そのため，個に合わせた環境調整・構造化と，本人の特性の理解をすすめ，行動問題のリスクに備える必要がある。

そこで，Aさんの特性や支援内容を家庭や学校と共有し環境を整えることで，意思決定を支援し，Aさんとご家族の豊かな生活を目指せるのではないかと考えた。

2. 個別のアセスメント結果

アセスメントの結果から，AさんはJ☆sKeps平均点が1.3点（図2）。行動観察とセンサリープロファイルの結果から，コミュニケーションの不全と感覚処理の問題が，行動問題に結びついていることがわかった。その他，何をするのか，どこでするのか，どのくらいの量行うのかなど，見通しをもつための視覚的なツールがあることで主体的に行動することが可能となることもわかった。

また，コミュニケーションは，自らの要求を絵カードの手渡しすることで成立することがわかると，絵カードでのコミュニケーションが可能であった。そして，10～15分に1回センソリーニーズ（sensory needs）を満たす活動（手指のマッサージ，ジャンプ，歩く，お菓子を食べるなど）をAさんが選択し，取り入れることで，継続して着席した活動に取り組むことができた。

3. 特性の理解と活用

アセスメントから，①聴覚より，視覚的な情報処理が得意なこと，②意思伝達の質的な困難があること，③感覚の過敏（触覚）または鈍感（固有受容感覚，前庭感覚，口腔）があることがわかった。まずは，Aさんが意思決定でき，主体的な生活を送るために，情報を受け取りやすい環境を作ること（環境調整・構造化），感覚処理障害について理解して支援者と共有することを重視した目標設定を行った。

J☆sKeps（学習を支える学び）

記入日	
学部・学年	
氏名	Aさん

＊赤い矢印（ ⬅ ）が今年の指導目標です

7つのキーポイント	目標（例）	1	2	3	4	5	6
①自ら学習する姿勢になる力 <学習姿勢> 0 ①2 3 4 5 6	・一人で，食事の所などに，椅子に座ることができる	○					
	・起立や着席を一人で行ったり，大人と一緒に歩調を合わせて歩いたりすることができる		○				
	・背後，横，正面等からのガイドを受け入れることができる ⬅		△				
	・姿勢を一定にして，10秒以上，机上の課題に取り組むことができる			×			
	・大人と机上で向き合って，やりとりしながら課題を成し遂げることができる			×			
	・最良の態勢になるように，自ら作業（学習）しやすい環境を作ったり，改善したりすることができる					×	
②自ら指示に応じる，指示を理解できる力 <指示理解> 0 ①2 3 4 5 6	・手招きや「こっちにおいで」など，人の働きかけ（指示）に応じることができる	○					
	・今の行動を修正し，「〜して」や「もう一度して」に応じることができる ⬅		△				
	・指示に応じて（その場で），10秒以上，待つことができる			×			
	・絵や写真，文字などで書かれている内容（指示書）にそって，課題を達成することができる				×		
	・一度，感情が乱れた後でも立ち直り，大人の指示に応じることができる				×		
	・必要に応じて，指示した人の意図を察した行動を取ることができる					×	
③自ら自己を管理する，調整する力 <セルフマネージメント> 0 ①2 3 4 5 6	・着替えなどの簡単な日常生活動作が一人でできる ⬅		△				
	・5分以上，座ったり，横になったりして休むことができる			×			
	・提示された計画にそって，行動することができる			×			
	・選択肢から自分のしたいことを選び，そのとおりに行動することができる				×		
	・自分に適した計画を創り，それに基づいて行動することができる					×	
	・自分の役割や課題を理解し，さらに他者に配慮したり協議したりして計画を創り，最後まで取り組むことができる						×
④自ら楽しいことや嬉しいことを期待して活動に向かう力 <強化システムの理解> 0 1 ②3 4 5 6	・好きなものや，好きな活動が2つ以上ある	○					
	・好きなものや，好きな活動を複数の選択肢から選ぶことができる		○				
	・好きなものや，好きな活動をしてもらうことを期待して，課題を最後まで終わらせることができる			×			
	・大人や仲間から言語等で賞賛されることを期待して，課題を最後まで終わらせることができる				×		
	・課題を成し遂げる（完成させる）ことだけを期待して，最後まで終わらせることができる					×	
	・困難な課題でも，一回のお手伝いで10円もらって，12回貯めてから缶ジュースを買うなど，一日以上の先を見通した期待感をもって課題に取り組むことができる						×
⑤自ら何かを伝えようとする意欲と相に応じた形態を用いて表出する力 <表出性のコミュニケーション> 0 1 ②3 4 5 6	・どうしても欲しいものがある時など，どんな形であれ，人に何かを伝えようとすることができる	○					
	・動作（指さしや大人の手を引くなど）を使って，意思を伝えることができる		○				
	・代替手段（絵カードやVOCA）を利用して，自分の意思を伝えることができる ⬅		△				
	・自分の伝えたいことを，一日20回以上，伝えることができる ⬅		△				
	・困った時に，他人に対して，援助を受けたいと伝えることができる			×			
	・代名詞や属性（好みの色や，希望する量など）を入れた三語文以上の要求をすることができる			×			
	・「何がほしいの？」の問いかけに応じて，ほしいものを伝えることができる				×		
	・「何をしているの？」や「何が見える？」などの質問に応じることができる						×
⑥自ら模倣して気付いたり，学んだりする力 <模倣> 0 ①2 3 4 5 6	・身近な人（保護者や兄弟，クラスメイトなど）と，同じような動作をすることがある	○					
	・鉛筆を持ったり，ジャンプしたりする動作などを，模倣しようとすることができる ⬅		△				
	・モデルの人がする一つの動作を，正確に行うことができる			×			
	・モデルの人がする連続した動作を，同時に行うことができる				×		
	・示されたモデルを参考にして，同じ動作をする（反復する）ことができる					×	
	・必要に応じたモデルを選択し，模倣する（参考にする）ことで，課題を解決することができる						×
⑦自ら課題解決のために注視すべき刺激に注目できる力 <注視物の選択> 0 ①2 3 4 5 6	・自分の好きなおもちゃやお菓子，テレビ番組を，注視したり，注目したりすることができる	○					
	・指示棒や指さしで注目を促された刺激を，注視したり，注目したりすることができる ⬅		△				
	・少し離れた大人の手元や，机上に示された刺激を，注視したり，注目したりすることができる			×			
	・二つの刺激のうち，属性（色や形，大きさ，数など）の違いに注目して選ぶことができる			×			
	・二つ以上の刺激から，わずかな属性の違いに注目して，仕分けなどを素早く行うことができる					×	
	・刺激の一部（部品）を見て，全体をイメージして組み立てることができる						×

五区分による分類

主体性	
	人や活動に対して注目したり，働きかけようとしたりする姿勢

行動管理	①学習姿勢 ②指示に応じる ③セルフマネージメント
コミュニケーション	⑤表出性のコミュニケーションの習得
模 倣	⑥模倣できる
認 知	⑦注視物の選択

①学習姿勢	②指示理解	③セルフ マネージメント	④強化システム
1	1	1	2

⑤表出性のコミュニケーション	⑥模倣	⑦注視物の選択	合計	平均
2	1	1	9	1.3

段階	0	1	2	3	4	5	6
7つの キーポイント		① ② ③ ⑥ ⑦	④ ⑤				

図2 Aさんのアセスメント結果（J☆sKeps平均点が1.3点）

Aさんの感覚処理特性と行動
＜感覚処理の問題による、不器用さと行動＞

		自己調整行動反応	
		受　動　的	能　動　的
神経学的閾値	高	**＜低登録＞** ▶固有・深部感覚：細かな動作や、力加減の調整など、身体のコントロールが苦手です。やりたい気持ちはあるが身体が思うように動きません。力の加減が難しく、優しく触るつもりが叩いているように見えたり、ものを雑に扱っているように見えたりすることがあります。 ▶前庭覚：傾きに気付きづらい。 筋肉の緊張のコントロールが苦手です。椅子からずり落ちたまま座ることがあります。元の位置に戻るように教えてください。クッションなどを敷いて座る位置を分かりやすく教えてくれると、自分でお尻を戻すことができます。 ▶温度覚：熱い・冷たいに気付きづらい。 とても熱いものでも、口に入れて食べてしまうことがあります。火傷をしないように少し待つように声をかけたり、見守ってくれると嬉しいです。 ▶味　覚：偏食があります。 ▶舌　咽：舌を動かすことが苦手です。 食べ物をよく噛まずに飲み込んだり、お水をたくさん飲むことで、食べ物が喉に詰まらないように流し込んでしまうことがあります。	**＜感覚探求＞** ▶固有・深部感覚：手指や口腔に刺激を入れたがります。 刺激が満たされることで、落ち着いて活動に参加することができます。目の前に髪の毛があると、指の間の刺激を満たすために、引っ張ってしまうことがあります。手を繋いだり、指先のマッサージしてもらえると満たされます。お腹をさすってもらうマッサージも好きです。 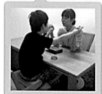 ▶触覚：人との距離感が近いことがあります。自分から、触れることは好きです。
	低	**＜感覚過敏＞** ▶触覚：自分から、相手やものに触れることは好きです。相手から触れられることは苦手で、触れる時は、正面から触れたり、言葉をかけたりしてほしいです。	**＜感覚逃避＞** 特になし

＜温度調節が苦手です＞
温度調整が苦手で、熱が体にこもりやすいです。
イライラの原因にもなります。冷房は低めが希望。

図3 感覚処理の問題について保護者と一緒に書面を作成

また，前述の特性をよく理解して配慮することに加え，「強み」として前向きに捉えて積極的に活用していくことが学びを促進するためには大切だと考え，保護者とやりとりしながら子ども理解をサポートした。

1) 家庭での取り組み

家庭では，これらの特性に配慮した個に合わせた環境調整に取り組んだ。家庭での取り組みは，保護者が動画や写真を撮影し，様子を簡単に文章で入力したものをスタッフと共有して，日々評価改善を繰り返した。

2) 学校・他事業所との協働

学校や他事業所には，家庭で取り組んで使いこなせるようになったスケジュールやコミュニケーションツールを，ご家族が起点となり共有を始めた。その際，必ず実際に家庭で取り組んでいる様子の動画や写真を教員や支援員に見せて，個に合わせた環境調整を導入するにあたりどのくらい支援が必要なのか，どのような特性があるのか，教員や本人にとってどのようなメリットがあるのかを伝えるようにサポートした。

また，感覚処理の問題については，保護者と一緒に書面を作成した（図3）。作成する際，Aさんの原因となる感覚処理の問題と行動問題が結びつくようにすることと，それらの予防的な対応を中心に記入することを意識した。

その後，次年度に向けた目標の確認と，各施設での様子の共有を目的に，支援者会議を開催した。当日は，保護者，筆者ら，教員，他事業所支援員が参加した。そこでは，実際に取り組んでいる動画をもとに療育の目的・目標を説明し，学校や他事業所でどのような形で取り入れることができるかの協議を行った。これまで取り組んできた個に合わせた環境調整が，学校や他事業所でも般化されることで，Aさんの行動問題のリスクを減らし，主体的な生活を送るための理解が広がった。

まとめ

アセスメントを通して，本人の特性を理解し，その時の本人のニーズや変化に応じて，さまざまな視点でアプローチしていくことが発達障害の子どもの一助となる。

今回，アセスメントによる子ども理解を中心にしたケースを取り上げたが，たすくでは，学習を支える学びであるJ☆sKepsの活用や，特性の理解，環境調整を基盤にした評価やアプローチから療育を展開している。特に，学校や事業所においては，それぞれの経験や専門性に差があることも多く，視点や実施までのプロセスの枠組みを用意することにより，コミュニケーションが円滑に進むことが多い。また，枠組みがあることで，次のステップが共有しやすくなり，関わる支援者間や家族との共通目標を一致させることにつながる。

参考文献
1) 齊藤宇開（監修）：たすくの療育・J☆sKepsアプローチ TASUC METHOD7． たすく株式会社，2018
2) 独立行政法人国立特別支援教育総合研究所（編著）：自閉症教育実践マスターブック─キーポイントが未来をひらく．ジアース教育新社，2012
3) 岩永竜一郎：自閉症スペクトラムの子どもへの感覚・運動アプローチ入門．東京書籍，2014

2 通所施設における学校生活支援—2

奥津 光佳（NPO法人はびりす 作業療法士）

生活の舞台はどこにある？

もし，あなたが小学生で，目の前の教科書が読めなかったら。プリントに何が書いてあるかわからなかったら。「あたったらどうしよう，笑ってごまかそうかな」

みんなはどんどん手をあげて発表していくのに，自分があてられることに怯えてしまうだろう。自分の手元のプリントは真っ白のままである。周りにバレないように隠しておこう。このように，不器用で自信がなく，何事にも時間がかかり，活動になると緊張してしまうような毎日を送っているとしたら，あなたは，学校という舞台をどのように創り変えてしまいたいと思うだろうか？

われわれが目指す支援の姿とは？

「作業療法士（以下，OT）はクライアントの作業のためならば，どこにでも行き，どんな理論も使いこなし，あらゆることを行うのです」

筆者は，大学在学中，恩師の長谷龍太郎先生から，作業療法の真髄をそのように教えられた。その哲学を形にできるように試行錯誤を重ね，現在にいたる。筆者は，岐阜県飛騨市にある2カ所の通所施設をOTとして企画運営し発展させてきた。1カ所は，飛騨市直営の放課後等デイサービス（以下，公営事業所）である。もう1カ所は民間の多機能型通所施設（以下，民間事業所という）である。

これらの施設の療育システムは，恩師の哲学をベースに，作業を中心としたトップダウンアプローチ[1,2]，目標設定・学校訪問[3,4]，感覚統合療法・読み書き支援[5,6]，CO-OP approach[7,8]，アウトリーチの手法[9,10]など，さまざまな理論や手法などを実際の支援に組み込んだサービスを提供している。

そして読み書きに困難を感じている子ども，友達と仲良くすることがうまくいかない子ども，不器用さを抱えながら工夫を続ける子どもなどが学校での時間を終えてこれらの施設へさまざまな経緯で通ってくる。

学校という舞台で

子どもたちは，学校の中で多くの役割を担っている。「日直」「班長」「学級委員」「黒板係」「図書委員会」「学習をする人」「クラスの一員」など，その役割は多岐にわたる。また，明確に名前のついていないものでは「ホームルームの盛り上げ役」「クラスのまとめ役」「縁の下の力持ちポジション」「ガキ大将的存在」「ルールを率先して守る模範的存在」など，誰1人として役割のない子どもはいないであろう。さまざまな立ち位置があり，スキルと適応が求められる学校という舞台で，自分なりの役割遂行にとても困難を感じているとしたら，子どもにとって学校で過ごす時間の質が低下するかもし

1881-6339/21/¥400/論文/JCOPY

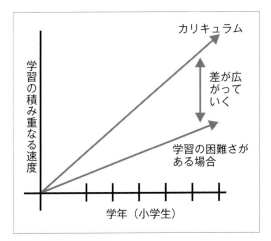

図1 学習の進行度

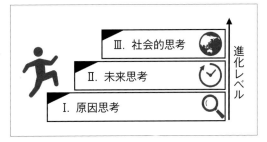

図2 療育進化論

れない。

　また，学習する科目は「国語」「算数」「理科」「社会」「英語」「図工」「家庭科」「音楽」など，多岐に渡り，知的な習得のみならず，広範囲のスキルが要求される。学習のしづらさ，その他学校生活での困りごとを解消していくためには，その原因を特定し，通所において療育を行っていくことは効果的である。

　しかし，通所している間も学習の難易度は段階的に上がり，読み書きに特異的な困り感をもつ子どもたちの学習の困難さは，学年が上がるごとに増していく。カリキュラムで期待されている学習水準と，実際に習得された到達レベルに大きな差が開いてしまうと，学習のみならず，さまざまな作業機能障害が生じる。いかに，学習の困難さを早期に発見し，すばやく手を打てるかということが，その後の子どもの学校生活の質を左右する（図1）。

療育進化論

　筆者は，療育の実践モデルを主に3つの階層（ステップ）に分類している（図2）。
　①（ステップ1）原因思考
　問題を分析解決していく（従来の方法）
　②（ステップ2）未来思考

願いを叶え，自己実現する（OBPの視点）
　③（ステップ3）社会的思考
　自分らしさが発揮できる社会に変える（作業的公正）

　図は階層になっているが，1つひとつを個別的に進めていくのではなく，3つ階層を同時に進めていく。学習においては，本人の能力そのものへのアプローチに加え，物理的・社会的バリアを取り除き，学校環境へのアプローチを同時に行いながら作業適応状態を高める必要がある。また，作業不適応の状態を予防できることや早期に発見できる仕組み作りも重要であり，ご家族や教員に向けた啓蒙的な活動や，行政や他の機関を含めた支援体制の構築も必要になる。さらに，学校とご家族の関係を強化するために，通所時に「持ち帰ることができるギフト」を手渡すようにしている。これは文房具のような具体物に始まり，CO-OP approachの「作戦シート」なども含まれている（トピック④参照）。

通所施設の取り組み

　飛騨市においては，読み書きや協調運動障害で悩む子どもたちの早期発見，早期相談の体制が行政主導で整えられている。その一環として，家族や教員を対象とした読み書き支援やCO-OP approachの研修会，オンラインを用いて，日本全国を対象とした，大規模研修会などの啓蒙活動も

行っている。

　公営事業所では，おもに普通学級において，学習や運動面に何らかの困り感のある子どもに特化した支援を行っている。利用開始と同時期に学校訪問を行い，授業場面の観察と評価も行う。そこで担当教員が届けたい学習や，実際に困っていることのインタビューを行う。訪問後，保護者や時に本人同席のうえで目標設定を行い，個別の学習支援計画を元に療育を開始する。

　民間事業所においては，公営事業所の対象ではない，支援学級を中心とした子どもたちを受け入れている。事業所内での療育に限らず，必要に応じて学校や家庭への訪問，その他の地域の事業所や保育園・学校，行政機関等と連携した支援を展開している。また，事業所内で利用者のご家族やその他事業所の支援者とともに，生活の質を高めるオーダーメイドのグッズの作成や交流する場を提供している。

事　例

[事例1] マーカーを引くと読める

　普通小学校低学年，診断名は特についていない。眼球運動の制御が未熟で読字が困難である。さらに文字の読み方を想起するための音韻処理の難しさが合わさり，結果として読解力が著しく低下していた（図3）。

　語彙そのものは，年齢相応に育っており，文字を1つの言葉として捉える意味処理能力は高い。読みづらさの自覚はあり，読み書きという作業に意欲的に取り組む姿勢がみられる。

COPM（本人）	遂行度	満足度
目標：文章の内容を読み取れるようになりたい	9	10

評価：
▷読字スクリーニング（読み速度）
単音：50.18（−3SD）
読み間違え：0（0.9SD）

有意味語：42.31（−2SD）
読み間違え：2（7SD）
無意味語：86.48（−4SD）
読み間違え：1（0.4SD）
▷DEM（眼球運動）
TIME1：55.56（−3.8SD）
TIME2：57.14（−2.2SD）
間違い数　0（0.5SD）
▷ELC（音韻処理）
単語逆唱
得点：1（−2SD）秒数：7.85（−1SD）
非語逆唱
得点：2（−0.7SD）秒数：13.61（−2SD）

　支援：眼球運動・音韻処理の不得意さを補うために，文章にマーカーを引くことと，意味のわかりづらい言葉は，言葉のまとまりとして区切る線を引くことを提案した。また，その工夫を自分で行えるように練習を実施した。並行して，学校でその工夫が行えるように担任への伝達と報告書の作成を行った。

　結果：学校生活において，自ら読みやすくするための工夫を行えるようになった。それに付随してテストの点数の向上も見られた。

[事例2] 応援団に立候補する自分になる

　普通小学校高学年，自閉症スペクトラムの診断あり。読み書きなどの学習面のレベルは高く標準値を上回る。逆に運動面では，姿勢平衡機能・協調運動は標準値を下回る。

　知的水準は高く，自分のどういう部分が苦手かなどを理解し，的確に説明することができる。

COPM（本人）	遂行度	満足度
目標：もっと自信をもって運動に取り組めるようになりたい	6	8

　評価：臨床観察（感覚統合検査）
　　　眼球運動（＋）姿勢平衡機能（−）
　　　協調運動（−）
　特に協調運動検査は，見本を提示してからの

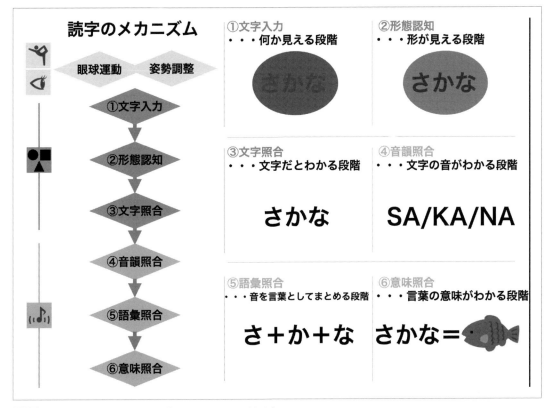

図3 読字支援フローチャート（独自に開発した検査）
読み書きの評価：独自に開発した検査を通して原因を特定する。

模倣は困難であったが，一つひとつの動作の順序を言語的に示すと，運動のリズムなどの質は落ちるが，提示した動作に近い形で再現ができた。

支援：本人が行いたい運動として，「縄跳び」や「早く走ること」が具体的な活動として上がり，CO-OP approachを導入した。また，CO-OP approachの考え方（目標を決める→成功のための作戦を立てる→実行と修正を行う→目標を達成する）を本人が習得し，日常生活で本人がどんな課題に対しても工夫できるようになることを目指した。加えて，通所の中で身についていること，変化したことを学校へ伝達・報告書の作成を行った。

結果：本人が自ら立てた縄跳びや速く走ることなどを達成することができた。生活面での変化としては，学級委員や応援団に立候補するなど，学校の活動へ自ら参加していく頻度の向上がみられた。

[事例3] 根気よく頑張ったらテストの点が上がる

普通小学校高学年，特別支援学級（情緒）に在籍している。感覚入力に対する情動反応が強く，活動や前後の事象により感情が大きく乱れる。それに伴い，学習に対する注意を持続することが困難となる。言葉遣いは丁寧ではないが，常に相手の反応を捉えており，気遣い屋である。失敗すると一度活動から離れてしまうが，しばらくすると再開できる。

COPM（本人）	遂行度	満足度
目標：学習に対する根気強さや集中力を伸ばしたい	8	8

評価：感覚プロファイル
　　　　感覚回避／red zone

感覚過敏／yeollow zone
感覚探求／yellow zone

支援：感覚プロファイルでの評価をベースに本人と家族に感じ方の個性や強みの説明を行い，生活の中でのケアの習慣について相談を行った。また，本人が行いたいマット運動などを中心にCO-OP approachを行った。

結果：次第に，自ら運動課題や行動を修正できるようになり，活動から逸れることも減少した。学校生活では，得意でなかった科目にも根気強く取り組めるようになり，テストの点数の向上がみられた。

おわりに

　読み書きに重度の困難さを抱え，将来の生活の見通しがもてない子どもと家族がいる。また，それは読み書きに限った話ではない

　通所作業療法ではあるが，実際の学校生活の中での目標を立て，学校や家庭と連携を進めていくことで，作業遂行を効果的に強化していくことにつながる。

　OTは，学校の場でしか実践できないこと，通所で取り組みやすいこと，両方の強みを生かすために，子どもに関わる人や機関と連携を図りながら，途切れのない支援を実践する仕組みを地域の事業所として構築する使命がある。

　学校という舞台に対し，通所施設は舞台裏となる。ときには稽古場，ときにはふと立ち止まる休憩所にもなりうる。OTは黒子として働き，舞台に上がることはない。子どもたちは，学校という舞台で，それぞれの役割を晴れ晴れと演じる。

参考文献
1) ADOC project. ADOC.
〔http://adocproject.com/about-adoc〕(2021. 4. 10 参照)
2) 友利幸之介：ADOC projectの取り組み. 作業行動研究　**17**：205-207, 2014
3) ADOC project. ADOC－S.
〔https://s.adocproject.com/〕(2021. 4. 10参照)
4) 仲間知穂, 子ども相談支援センターゆいまわる：学校に作業療法を「届けたい教育」でつなぐ学校・家庭・地域. p.226, クリエイツかもがわ, 2019
5) 高畑脩平, 萩原広道, 田中佳子, 他：子ども理解からはじめる感覚統合遊び　保育者と作業療法士のコラボレーション. p.136, クリエイツかもがわ, 2019
6) 高畑脩平, 奥津光佳, 萩原広道：みんなでつなぐ読み書き支援プログラム　フローチャートで分析, 子どもに応じたオーダーメイドの支援. p.190, クリエイツかもがわ, 2020
7) 塩津裕康：不器用さが疑われる発達障害児に対するCognitive Orientation to daily Occupational Performance (CO-OP) を用いた実践. 作業療法 **38** (3)：344-350, 2019
8) 塩津裕康, 奥津光佳, 倉澤茂樹：読み書きが苦手な子どもに対するCognitive Orientation to daily Occupational Performance (CO-OP) を基盤とした遠隔作業療法. 作業療法 **40** (1)：74-78, 2021
9) Sayaka Yamaguchi, Mitsuyoshi Okutsu, Kounosuke Tomori, etal：Effects of collaborative consultation using iPad application in school-based occupational therapy: A single-arm pre-post pilot study. *Occup Ther Aust J* **68** (2)：135-143, 2021
10) 山口清明, 奥津光佳, 長山洋史, 他：幼稚園・保育園でのコンサルテーション型作業療法の効果検証に向けた試験的研究. 作業療法　**37** (2)：145-152, 2018

3 対人交流と学校作業療法

仲間 知穂（YUIMAWARU（株）　作業療法士）

対人交流に関する作業療法士の役割

　休み時間の友達との関わり，授業中のグループワークの参加など，交流に関する相談は多い。学校での対人交流には，交流相手の交流技能，クラス全体の人間関係といった環境側の要因や，どのような活動でどのような交流が求められているのかといった作業の要因も大きく影響する。作業療法士（以下，OT）は状況に合わせて教員が交流に関する作業遂行の拡大に力をもてるよう，コンサルテーションする役割がある。

事例紹介

　Aさん，男児，11歳。情緒支援学級在籍，交流学級。

　4歳の時に自閉症スペクトラム（ASD）の診断を受けている。保護者の希望で，5年次に保育所等訪問支援での学校作業療法が開始となった。これまで交流学級にはまったく参加しておらず，支援学級内での友達との交流も少なかった。授業時間や給食時間など学校のスケジュールとは関係なく，好きな時におにぎりを食べ，やれる時にだけ学習を行い，日常の大半を支援学級の畳スペースでペーパークラフトを作って過ごしていた。ダンボールや紙を畳スペース全体に広げ，友達が入る

ことを嫌がった。唯一の友達との接点は，友達が話す内容に対して「バーカ」「イヤイヤ期だな」など攻撃的な言葉を投げかける程度で，無理に交流をさせようとすると，叩く，噛む，裸足で校庭まで逃げてしまう，などの状況であった。母親は「学校に迷惑ばかりかけて申し訳ない」と話した。支援学級担任B先生も「お恥ずかしい状況です。どうしたらいいでしょうか。」と今の状況に自信がもてない様子であった。

目標設定

　初回チーム会議には，母親，支援学級担当B先生，交流学級担任C先生，校長，教頭，理科の専任教員，特別支援教育コーディネーターが参加した。作業療法の目的と役割を説明し，目標設定はADOC-S（p.37参照）を利用した。

　B先生も母親も自信がなく，希望する生活よりも問題の対応に追われている様子であったため，「問題を感じることは，できるようになってほしいことがあるからです。届けたい教育の扉です，今悩んでいる問題からでいいので教えて下さい」と説明した。ADOC-Sで選択される作業について，問題として押された項目に対し「どんなときに問題を感じますか?」「本当はどうなってほしいですか?」と聞きながら，期待したい作業へとリフレーミングを行った。最終的に次の3つの短期目標と，長期目標が明確になった。

1. 短期目標

［スケジュール］時間割などルールを意識して参加できる。
［友達］交流学級の友達と接点を持ち影響を受けることができる。
［授業］交流学級の授業に参加し，友達から影響を受けられる。

2. 長期目標

［友達と協力し合い学校の係活動や行事も含め参加することができる］B先生とC先生は「Aさんはこれまで1人で過ごしてきた。友達から学べることを大切にしたい。」と話した。

目標の実現に向けた 作業遂行評価

評価はEvaluation Scale Interaction（ESI）を使用し，支援学級や交流学級での様子から作業遂行分析を実施。作業遂行上の問題点として，①友達に近づかない，教室に行かない（Places Self），②友達を叩く・なめる（Touches），③交流を開始できない（Approaches/Starts），④交流を期待されている活動とは違うことをする（Heeds），⑤友達の発言に反応しない（Replies），などが確認できた。

問題点①，③，④は，不明確な身体図式などにより環境と自己を定位させることができず常に不安が強いことに加え，行為機能の問題から相手の動きの予測立てができず合わせられないことが背景としてあった。そのため防衛反応として②，⑤の行為が見られていた。

また，作業遂行上の利点として，①ペーパークラフトなど好きなことをしている間は落ち着いて場に居続ける，②好きなことを遂行中は，人が近くにいても拒否が少ない，③ときどき勉強する（勉強に何らかの価値をもっている），④友達の発言を聞いていることが多い，⑤イタズラではあるが友達に接触しようとする（本当は関わりたいと思っている），などが確認できた。

1. プランの立案

B先生，C先生は「無理にクラスに行かせることがAさんにとって不安を助長するかもしれない。教室に行きたいと感じる環境を作りたい」と，Aさんが安心できるペーパークラフトを教室でできることから目指したいと話した。C先生は教室後ろ半分に模造紙を広げ，制作スペースを準備した（図）。またクラス会議を設け，1組の子どもたちにもその作戦を共有した。

2. モニタリング

毎月のモニタリングはGAS（Goal Attainments Scales）を作成し（表1），教員と保護者で状況を共有。目標に向けてのプランの見直しなどを行った。

3. 経　過

1）2月中旬：介入1週間後

Aさんは，クラスの中でペーパークラフトをしながら過ごせる時間が増えた。

2）2月下旬：介入3週間後

教科書などは出さないが，制作スペースからときどき授業の質問に答えるようになり，促すと黒板に解答を書くこともあった。掃除時間は制作スペースを掃除するようになり，C先生が「ついでにここも」と促すとスペース外も行うようになった。制作スペースに友達が入ることも受け入れ，友達が作った紙の建物を配置する，Aさんが友達の名前入りのクラフトを作成するなど，クラフトを通した交流がみられるようになった。

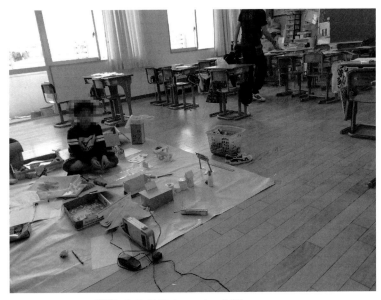

図 交流学級クラス内の制作スペース

表1 GAS

達成レベル	目標1 スケジュール	目標2 友達	目標3 授業
現状 XX年2月	▲交流学級の時間でも支援学級に居ることが多く，▲教室移動中に校庭の砂場に行ってしまうこともある。▲移動に多くの促し要し，遅れてしまう。	○友達が誘うと「やる!」といえることが最近見られている。▲自分のペースで行動し友達に合わせられない。▲噛む・叩くなど相手が不快になる関わり方をしてしまう。	▲交流学級に参加できないことが多く，クラスで友達から学ぶ機会が持てていない。▲期待されている課題には多くの促しが必要で集中できず，クラフトを始めてしまう。
step1 XX年3月	次の活動の見通しをAさんと事前確認し，多くの促しと応援でクラスに向かうことができる。	Aさんが参加できるように，十分な環境設定のもと，場を共有し，友達の活動を意識できる。	多くの促しと，居やすい環境づくりで，特定の活動ではあるがクラスに居る時間を持てる。
step2	特定の授業や活動であれば，促しと応援があればクラスに向かうことができる。	友達や先生の多くの協力のもと，一緒にクラスの活動に参加し楽しいと思う経験が持てる。	多くの促しと，環境づくりで，不安はあるものの特定の活動にクラスの友達と一緒に参加できる。
goal XX+1年 11月	[1年後] 学校で遅刻しない，時間割などルールを意識して，少しの声掛けですることができる（失敗はあるが行動できる）。	[1年後] クラスに行ければ友達と一緒に楽しく交流できる。友達の影響から学ぶことができる。	[1年後] 安心してクラスの授業に参加し，授業課題は十分にできなくても友達から学ぶ環境に居ることができる。
1	特定の授業ではあるが，少しの声掛けで，遅刻せず習慣的に向かうことができる。	自発的にクラスに行き，休み時間や授業で友達との交流を楽しみに感じられる。	特定の授業ではあるが安心して参加し，友達や先生の助けの中，発言するなど活躍の場も持てる。
2	1日の大半をクラスで参加し，友達の協力で遅刻せずに次の授業に向かうことができる。	友達の声掛けや関わりを通して，Aさんの行動を修正（相手に合わせる）できることがある。	決まった授業に習慣的に参加。少しのサポートで自分なりのスタイルで授業に参加し続けられる。

表2 遂行度と満足度の変化

遂行度	スケジュール	友達	授業
学校	1→8	3→10	1→7
家庭	2→10	2→10	2→10
遂行度	スケジュール	友達	授業
学校	4→9	6→10	5→9
家庭	6→10	6→10	6→10

3) 3月上旬〜中旬：介入1カ月後

クラスの自分の机の上に箱を広げペーパークラフトをして過ごすようになり，箱を持ち運べば教室移動も可能となった。5年生最後のお楽しみ会では，Aさんから「怖い話をみんなに披露したい」とB先生に相談があり，絵本の作成に取り組んだ。これまで苦手だった漢字も辞書を積極的に使うなど，初めて学習に意欲的な姿を見せた。お楽しみ会にはクラフトの箱を抱えながら参加。Aさんが友達のクイズに挙手した際，クラスの子どもたちは「先生！Aさんが手挙げてる」とAさんの参加を喜ぶ発言が見られた。Aさんは前に出て怖い話の本を披露して，全員の拍手をもらうことができた。

4) 6年次

始業式から交流学級の列に並んで参加，国語と算数は支援学級，それ以外は交流学級で過ごせるようになった。相手を舐める，遊びのルールを理解できず入れない，などの問題は残っていたが，授業や係活動など決められた活動ではその場に居られるようになった。たとえ問題が起きてもクラスの友達が「先生，舐められちゃったので洗ってきます」と衛生管理を行うなど対応し，どの活動でも「Aはこれをやるんだよ」と友達が役割を教えることで一緒に参加できた。新しい交流学級の担任はその姿を見て「Aさんがいるからクラスの子どもたちが自分で考えて行動できるようになっている。このクラスの状態に満足している」と話した。

5) 結果

遂行度と満足度は表2に示すように，すべてにおいて向上が見られた。介入より10カ月，チーム会議にて家庭と学校でAさんの成長を支えられると作業療法の終了が決まった。その後，6年生の修学旅行もAさんは交流学級の友達と参加した。

考　察

学校作業療法における対人交流への関わりは，人−環境−作業の情報を総合的に判断し，学校現場で実現可能であり，かつその子と教員，学級全体に最善の方法を選択していくクリニカルリーズニング[2]（以下，CR）が重要である。今回，先生らの語りからクラスの友達との交流を優先させることを選択し（叙述的CR），Aさんの作業遂行上の相手の行動予測ができない不安という問題点と，好きな作業を行っている時は相手を受け入れられるという利点から，交流学級に制作スペースを作る手段を選択した（科学的CR）。

しかし，この手段は，学級の半分のスペースを活用することが可能か（実際的CR），授業中にAさんが授業外の活動を行うことが倫理的に可能であるか（倫理的CR），OTには判断できない。その点はクラスの状況を把握し，教育の専門家である教員の判断があって成立する。

学校教育では特に倫理的な判断を担任教員だけで行えない場合もある。今回のケースのようにクラス全体に影響がある場合は，特に配慮が求められる。そのためチームづくりの段階で学校の責任

者（校長，教頭など）をメンバーに招き入れる判断もOTの役割である。Aさんが1組で過ごせるようになり，お楽しみ会への参加，学年が変わってからも修学旅行への参加と成長が見られている。作業的移行を通した成長が可能であったのは，教員がそれぞれの対応に主体的に判断し，選択，遂行できる力をもっていたからである。変化し続けるプロセスをつくるためには，教員の作業遂行の拡大に対するエンパワメントが重要である。

まとめ

対人交流への関わりには，その子の交流技能

だけでなく，環境や作業への調整も重要となるため，OTは教員のエンパワメントを意識したコンサルテーションが求められる。

参考文献
1) 仲間知穂，松村エリ，上江洲聖，他：保育所等訪問支援における巡回型学校作業療法. 作業療法 **37**：427-433, 2018
2) 菊池恵美子，斎藤佑樹（編）：OT臨床実習ルートマップ. 改訂第二版, p.49-52, メジカルビュー社, 2019

登校不安と学校作業療法

仲間 知穂（YUIMAWARU（株）　作業療法士）

不登校の影響と作業療法士の役割

　令和2年（2020年）11月に文部科学省が通知した報告書[1]より，令和元年度の小中学校の不登校の割合は1.88％（53人に1人），グラフ（図1）を見てわかるように増加の一方である。不登校の要因は，無気力・不安（39.9％），友人関係をめぐる問題（15.1％），親子の関わり方（10.2％），生活リズムの乱れ・非行（9.1％）などであり，どの子にでも起こりうる現代の重要な社会問題として，早期対応が求められている。学校作業療法においても行き渋りや登校不安の相談は多い。

　学校に登校できない間，子どもは友達と遊ぶことや授業，掃除当番などさまざまな経験が保障されない状況におかれる。学びの体験が得られず，人とのつながりや社会参加，所属の機会も失われているのである。子どもが教育を受け，自分の能力を最大限伸ばせることは子どもの権利であり（子どもの権利条約第28条，29条），たとえその子自身が学校生活や登校に不安を感じていても，その権利は保障されるべきである。

　作業療法士（以下，OT）としては，「学校に行けない」という状況が，子どもとその子に関わるすべての人の健康に与える影響を考慮して関わる

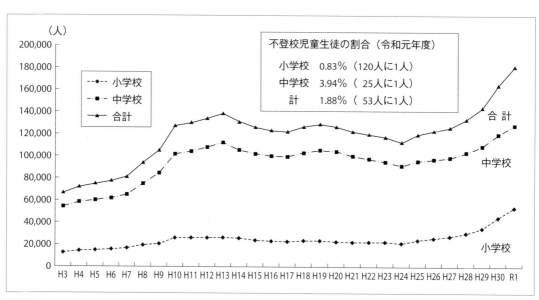

不登校児童生徒の割合（令和元年度）

小学校　0.83％（120人に1人）
中学校　3.94％（ 25人に1人）
計　　　1.88％（ 53人に1人）

図1 不登校児童生徒数の推移

1881-6339/21/¥400/論文/JCOPY

べきである。具体的には，学校と家庭の関係性，作業的不公正，習慣化と役割の欠如，家庭と学校の負担への配慮などがある。OTはすべての影響を総合的に考慮しながら支援を展開する。本稿では，事例を通してそれぞれの課題に対する関わりについて説明する。

学校と家庭の関係性の構築

不登校はさまざまな要因が影響した結果として起こるため，原因を特定することは難しく，長期にわたりその状態が続いていることも多い。「登校すれば落ち着いていられるのに，母親と離れることができない」と，母子分離について指摘されるケースや，家に帰ると暴力と癇癪(かんしゃく)を起こし，親に学校の辛さを訴える子どもの様子から親が学校環境へ不信感を抱くケースもある。解決できない状況に対し，学校と家庭が互いに不安と不信感を抱いている状況は少なくない。不登校の状態から生活を立て直す過程には学校と家庭の連携が重要であり，OTはまずチームづくりを行う。

学校と家庭が注目している「学校に行ける」という結果はすぐに叶うものではないため，目標の共有を通したチームづくりが鍵となる。

[事例：Aさんの場合①]

男児，小学6年生。1年生の頃から登校不安が強く，腹痛や嘔吐，めまいなど身体症状が見られていた。5年生の担任教員との関係に強い不安を抱き，教室に入れなくなり保健室登校となる。さらに校内で担任と顔を合わせるだけでパニックになるなど，精神的な影響から登校も週2日程度となる。6年生になり教室に短時間いられることもあるが状況は大きく変わらず，保護者も学校に対し不信感を強く抱いていた。6月に保護者の依頼を受け，学校作業療法が開始となる。学校と家庭に生じた関係性の不安を考慮し，初回面接は別々に実施した。保護者は5年生の担任がまだ在任していることに強い怒りをもっており，そのことは学校との連携を阻害していた。また，OTに元担任への指導も期待していた。そこで「元担任の影響に

よってどんなことができずに困っていますか？本当はどんなことができることを願っていますか？」など保護者が抱く『元担任の問題』自体を外在化し，本当に叶えたいことに焦点が当てる面接を意識した。その結果，Aさんが6年1組で友達と交流できることを願っていることがわかった。

その後，6年1組の担任B先生と面接を行い，まずは可能な活動だけでもいいので安心して1組に参加してほしいという先生の願いも含め，できるところから取り組むこととした。保護者には目的と一連の流れを伝えることによって学校と家庭の関係性の再構築を図った。2カ月後，関係が修正され始めたため，本人，保護者，B先生，教頭先生でチーム会議を開催し，目標を立案。[修学旅行]クラスの友達と一緒に参加し楽しく思い出作りができる，[友達]特定の友達と苦手なことも含めて一緒に活動を共有できる，[授業]教室で友達と安心して参加できるという3つの目標を共有できた。

学校と家庭の関係性が良好でないケースは，家庭または学校への指導を頼まれるなど，その対応が適切か判断が難しいことも多い。OTはそれらの要望が，作業遂行の拡大と関係がない，または効果的でないか否かを見極める。必要があれば保護者や学校が訴える問題自体の外在化や，リフレーミングなどを図ることで状況を整理する。そのうえで作業に焦点をあてた目標設定を行うことで，共通の行動と努力を調和させ，作業遂行の拡大に向けて団結していけるよう調整する。

事例のように学校と家庭の関係が面接だけで調整できないケースもある。その場合，実際に行うことを通して，作業の実現が可能なことや，協業することで互いの視点を変えていく（作業に焦点を当てる）ことを学んでもらい，協働関係を築く。このように調整（coordinate）や教育の技能は関係性の修復に有効である[2]。

作業的不公正の状況への対応

登校不安を呈する子どものほとんどは，学校に通いたくても通えない子どもたちである。不登校

表1 Aさんの学校における作業的不公正

作業疎外	Aさんは学級生活に長期間参加できずにいたため，クラスに行くことやクラスの活動に対し，Aさん自身はあまり価値を感じていない。
作業剥奪	これまで保護者が医師からの指示や診断に合わせてAさんができることとできないことを決めてきた。修学旅行の不参加をすでに保護者が決めている。
作業周縁化	机上動作では教科書や黒板の文字が重なって見えるため読むことができない。光の調整ができず教科書から反射する光で字を読み取ることができない。
作業不均衡	友達との交流や机上動作を遂行するために精神的なエネルギーを過剰に費やすため，一日学校生活を頑張ると翌日は体調不良になりやすい。

は，子どもの『学校へ行くのが嫌だ』という学校回避感情を基本的な動機として，欠席や遅刻，早退行動へと具体化され，それが本人ないしは周りの人間によって不登校として解釈されることによって生成される現象である[3]。登校回避感情は，子どもたちが誰しも持ちうる感情であり，学校生活で期待される作業がうまくできないことで強まる。OTは登校できるか否かよりも，学校生活においてどのような作業ができずにいるのかという，作業的不公正の状態を特定し，学校とともに対処する。

[事例：Aさんの場合②]

Aさんの作業遂行上の問題点を作業的不公正の視点で見ると表1となる。Aさんはクラスに参加することを主体的に望んでこなかった。クラスに参加したとしても，授業での机上動作を遂行するためには過剰な努力を必要とし，できないことも多かった。また現状ではクラスで過ごすことにより作業バランスが崩れてしまい，数日間学校を休むリスクもあった。そこでOTは，Aさんが好きなアニメのキャラクター（ポケモン）で何か活動を共有できないか提案。B先生は放課後個別で勉強を教えるなかで先生がポケモンについてAさんから学ぶプランを立案した。Aさんは毎日放課後に教室でB先生と過ごし，徐々に授業にも参加できるようになった。そこで机上動作の環境を調整した。Aさんは黒板に書かれていることを，ノートのマスに合わせて書くこと（構成の課題）が難しかった。そのため，黒板の文字にはラインを引き，ノートに書くべき内容も限定し，枠で

囲ってもらうなどの調整を行った。Aさんは教室で授業を受けることが増えた。再度実施されたチーム会議のなかで，友達と一緒に活動したことによる成長について共有し，修学旅行の参加の重要性について話し合えるようになった。保護者は「親が思うよりもAができることにびっくりした」と話し，修学旅行の参加を決めた。会議ではAさんも「友達と一緒に修学旅行に行きたい」と話し，学級内の活動に価値を見い出せていることも確認できた。

OTは作業ができないさまざまな状況からどうすべきか，教員と方法を決めていく必要がある。まだ学級活動に価値を感じていない状態のAさんに，学習環境を調整しても，授業を受ける選択にはつながらなかったであろう。また，先に修学旅行の必要性を保護者に説明しても，保護者はAさんの可能性をイメージできず参加を決めることはできなかったかもしれない。OTはあらゆる状況から，介入の順番や内容，量を教員と調整していく必要がある。

習慣化・役割への対応

人間は，行為に習慣化したパターンをもっている[4]。たとえば朝，目覚まし時計の音を聞けば，消す，起きる，布団をたたむ，トイレに行くなど特定の行為のパターンとつながっている。また「火曜日

は塾だ」など1週間という枠に行動のパターンを用いたりもする。不登校の子どもたちは，決まった時間に起床，登校準備，登校するといった習慣化を失っている。習慣化は1つひとつの行為を熟考したり，注意することなく，正しい方法や場所，時間に慣らされたことを行動できる。そのことにより悩まず，多くのエネルギーを消費することなく，効率よく行動することを可能にし，習慣的な行動を通して役割を獲得していく。不登校の子どもたちは，朝目覚めると，起きるか悩み，学校に行くか悩む。毎日をルーチン的行動に身を任せられないことは，多くの精神的エネルギーを消費する。

パターン化されない行動は友達や先生とのつながりも形成されず，居場所が保障されていない感覚をもたせる。Aさんのケースのように放課後でも毎日学校で先生と過ごすという習慣化の獲得により，精神的エネルギーを過剰に消費せず，役割（居場所・学ぶ・ポケモンを教える）を獲得できたことで，次の作業を選択することを可能にしたのである。

先生へポケモンについて教えるという作業との結び付きは，B先生とAさんを繋ぎ，クラス環境への参加を可能にした。授業など教室での作業の遂行は，クラスの友達とのつながりをつくることができた。

毎日学校に行くことにより，起床，準備，登校は習慣化され，効果的で慣らされた行動の選択により，精神的な負担をかけずに学校生活が可能となる。OTは作業遂行の問題の本質を明確にし，習慣化，役割，作業バランスを総合的に評価しながら，実現できるようにサポートする。

学校と家庭の負担

保護者は子どもが登校できない状況がいつまで続くのか，将来にどんな影響が与えるのか，周囲の目（親戚や近所）への配慮，仕事の調整など多くの不安を抱えている。学校も各学年で決まっている学習を保障できるのか，1年間しか関われ

ない担任は，自分がその子に何がしてあげられるのかなど，不安と負担を抱えている。OTは届けたい教育の実現に向けてチームをつくり，目標達成に向けたステップを具体的に見えるようにすることで両者の不安と負担の軽減を図る。Goal Attainment Scale（GAS）は目標達成までの道のりと，現状をチームで把握することに役立つ（表2）。

Aさんの場合，友達との交流やクラス活動の参加にB先生の支えと助言が重要であることをGASに明記した。そのことにより，ポケモンの会話で先生と関係を築くことが次のステップにどのように活かされるのか具体的にわかり，B先生は学習とは一見関係ない取り組みであっても安心して行うことができた。本ケースは校内での活動であったが，筆者が関わったケースには，魚釣りや演劇，保育士体験など郊外の作業で取り組んだ事例もある。学校は通常提供する活動とは違うことをすることに不安を感じることが多い。教育委員会や学校長の理解のもと，教員がその手段を選択できるように支援するために，その取組が届けたい教育に，どのように影響するのか，学校が具体的にイメージできることが重要である。

不登校から実際に生活が安定するまでの期間は，複数の要因が影響しているため予測できないことが多い。Aさんの保護者も中学校に通えるのか，母親は仕事復帰できるのか不安を抱えていた。仕事ができる環境調整にファミリーサポートや児童デイサービスなどの利用を含めた調整は必要である。しかしそれだけでなく，漠然とした不安を親が一人で抱え込むのではなく，届けたい教育の実現を通してチームで子どもの成長を支えられるようにする。

まとめ

複数の要因の影響によって起こる登校不安への作業療法では，作業遂行を通して，その子が教員や友達とのつながりをつくり，生活の習慣化，役割の獲得により効果的に生活に参加していけるこ

表2　AさんのGAS

達成レベル	目標1 遠足・修学旅行	目標2 友達	目標3 授業
現状 XX年8月	運動会でも△緊張あり。△うるさい・暑い・眩しいなど苦手。人がいっぱい，イレギュラーも苦手なため，修学旅行行けるか心配。	△友達と一緒に遊ぼうとしない。△初対面は一方的に話をする。◎兄とはとても仲が良い。	△周りの理解が必要で，バランスが取れるよう先生の声がけを要する。グループ活動は1人になることある。
step1 期待未満	不安もあるが，修学旅行の具体的なイメージを共有し，行きたいと希望を感じることができる。	友達との交流方法を先生に助言してもらいながら学べる。相談しながら日常の交流に安心して参加。	配慮されたグループの中で，先生の支えをもらいながら参加する機会が持てる。
step2 やや期待未満	修学旅行に行きたいと希望も持って，準備や修学旅行に関する活動に参加できる	友達もAさんを学ぶ機会を持ち，互いに交流方法を考える機会が持てる。	配慮されたグループの中で友達の声がけをもらいながら，グループ活動に参加できる。
goal 達成ライン	修学旅行の準備を含め楽しく参加し，思い出作りができる。	教室で楽しく活動を共有できることが増える。特定の友達ではあるが，苦手なことも安心して一緒に活動できる。	特定の授業ではあるが，教室で友達と一緒に学び，楽しんで参加できるようになる。
1 期待以上	修学旅行での経験で，普段の生活にも友達関係や活動の参加，先生への相談など成長見られる。	先生の促しで，Aさんから特定の友達に相談ができる。	クラスのどんな人ともグループで決められた活動があれば先生の見守りの中で参加できる。
2 とても 期待以上	自発的な行事や活動の参加が見られる。	自発的にAさんから特定の友達に相談ができる。	グループで決められた活動があれば自発的に安心して参加できる。

とを学校と家庭がチームで取り組めることを目指す。

　そのために登校できるということだけに焦点を当てず，届けたい教育の具体的な実現へのステップをチームで共有することで，学校と家庭が安心して連携できるようコンサルすることが重要である。

文献
1）文部科学省：『令和元年度　児童生徒の問題行動・不登校等生徒指導上の諸課題に関する調査結果について』
〔https://www.mext.go.jp/content/ 20201015-mext_jidou02-100002753_01.pdf〕（2021.3.15参照）
2）エリザベス・タウンゼント，ヘレン・ポラタイコ（編著），吉川ひろみ，吉野英子（監訳）：続・作業療法の視点　作業を通しての健康と公正．p.147-178，大学教育出版，2011
3）森田洋司：不登校現象の社会学．第2版，学文社，1991
4）Gary Kielhofner（著），山田　孝（監訳）：作業療法の理論．原書，第3版，p.144-166，医学書院，2008

5 ひきこもりと訪問作業療法

真下 いずみ（藍野大学医療保健学部作業療法学科　作業療法士）

対象領域の概要

　ひきこもりは，さまざまな要因の結果，就学を含む社会参加を回避し，おおむね家庭にとどまり続ける状態を指す[1]。ひきこもり状態にある人の68%が不登校を経験している[2]ことから，学校作業療法士（以下，OT）との連携が望まれる支援領域でもある。

　ひきこもりの支援は，18歳以上の者は児童福祉の対象外，精神科診断がない者は精神保健福祉の対象外となり，制度の狭間にあった。現在は，ひきこもり支援推進事業の下に専門相談やアウトリーチ支援が行われるようになった。

　筆者は，この事業下のアウトリーチ支援と医療保険下の精神科訪問看護の中で，訪問OTを行っている。訪問作業療法は，ひきこもり支援の諸段階（図）[1]の個人的支援段階に該当し，家庭訪問から始め，社会参加の試行段階までを支援する。

ひきこもりの契機

　筆者が関わっているサザン京都の利用者のうち，人口統計学的情報を収集できた40人の記録からひきこもりの契機を後方視的に解析した。利用者（n=40）の平均年齢は32.3±11.4歳，男性が36人（90%），女性が4人（10%）であった。

1）学校関連

　ひきこもりの契機となった出来事は，不登校が16人（40%）で最多であった。不登校の原因はいじめ，学業不振，家庭内暴力，家庭不和，感覚過敏，ゲーム依存など多岐にわたった。中退・卒業が契機になった者は6人（15%）であった。

2）仕事関連

　リストラ，失業が契機になった者は9人（22.5%）であり，このうち2人は不登校を経験していた。

3）不　明

　残りの9人（22.5%）はひきこもりの契機が不明であった。

4）精神障害

　利用者（n=40）のうち，相談開始時に精神科受診歴があった者は22人（55%）であり，診断名は気分障害，自閉症スペクトラム障害，社交不安障害，パーソナリティ障害，軽度知的障害などであった。精神障害とひきこもりの因果関係は不明であり，精神障害の影響によりひきこもったケースと，ひきこもりの結果，二次的に精神障害を発症したケースの両者の可能性がある。

　なお，ガイドライン[1]では精神障害を3群（①統合失調症・気分障害群，②発達障害群，③パーソナリティ障害・ストレス関連障害群）でスクリーニングし，適切に支援することが推奨される。

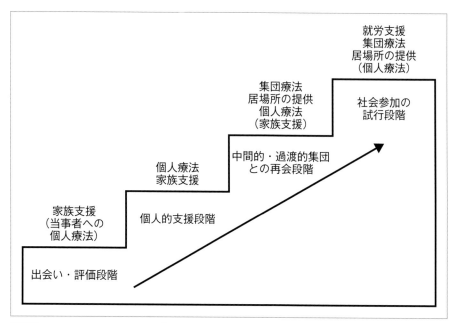

図1 ひきこもり支援の諸段階[1]

図中テキスト:
- 出会い・評価段階
- 家族支援（当事者への個人療法）
- 個人的支援段階
- 個人療法 家族支援
- 中間的・過渡的集団との再会段階
- 集団療法 居場所の提供 個人療法（家族支援）
- 社会参加の試行段階
- 就労支援 集団療法 居場所の提供（個人療法）

訪問作業療法の役割

ひきこもりは現象概念であり，契機となる出来事や障害の有無は一様ではない。いずれにしても，ひきこもりはその人の生き方が破綻しないための抑止力として働いている[3]。このため，ひきこもり期間を肯定し，擁護することが支援の前提となる[3]。訪問作業療法は，対象者がひきこもり生活で遂行している作業や興味・関心のある作業を通して関わる。このことは，ひきこもり期間の肯定に繋がると考える。訪問作業療法の役割は，作業を通して，対象者が社会との接点を回復する過程を伴走支援することである。

目標設定の要点

訪問作業療法に際し，対象者とのshared decision makingは重要なプロセスである。しかし，ひきこもり支援の大半は家族の相談から始まり，対象者自身が支援を拒むことも少なくない。このため，次の2段階で目標設定する。

1. 当面の目標

対象者と継続的に会えるまでは信頼関係構築を重視し「次回，会う約束ができる」「10分程度，場を共有できる」などを当面の目標にする。

2. 共同目標

ひきこもりには，対人関係の過敏さ，自己否定感，孤立傾向が関連し[4]，「自分は何の役にも立たない」と話す者も多い。このため，葛藤を抱えながら表出された希望を否定しないようにしている。これまでに語られた希望は「働きたい」「大学に行きたい」などがあった。いずれも社会参加を希求する一方で「達成できそうにない」「自分にはできる気がしない」と語ることがある。OTは「少しずつ，一緒にやってみましょう」とエンパワメントし，長期的な目標として共有する。

短期目標は，短いスパンで細かく設定する。具体的には，①遂行レベルの目標を設定する，②ス

モールステップの目標に切り分け，短期間で労力を要さずに達成できるものから順に設定する，③長期目標に結び付く活動を設定する。これらによって達成できたことを明確にし，成功体験を積み重ねる。また，短期目標が達成するたびに対象者にフィードバックし，長期目標に向かって前進していることを確認し合う。目標は家族や関係者とも共有する。

事　例

不登校後のひきこもり事例（医療保険下の訪問作業療法）を紹介する。

Aさん，20歳代，女性，父母と同居。小学1年時，給食が食べられず不登校になった。翌年に心身症と診断され，1年間遊戯療法を受けた。スクールカウンセリング，保健室登校も試みたが，中学でも不登校であった。卒後は絵を描いたり，ゲームをしたりしていた。数年後，通信制高校に入学し，6年で卒業した。

この頃，体重減少が顕著になり，精神科受診した。自閉症スペクトラム障害の徴候を認めたが，診断基準を満たさず，神経性食思不振症と診断されたが，典型例ではないとされた。その後BMI（Body Mass Index）が13となり入院したが，すぐに退院してひきこもったため，訪問作業療法を開始した。作業療法中は身体リスク管理を行った。

1. 出会い（開始～3週間）

初回訪問日，居間にAさんが描いた絵が飾ってあったため，絵を介して関わりを開始した。2回目訪問時，スクラッチアートを行うと5分で疲労し「何もする気力がない…」と小声で訴えた。

2. 初期評価の概要

るい痩による基礎体力，意欲減退を認めた。

Beck抑うつ尺度Ⅱは26点（中等度うつ），GAF（Global Assessment Functioning）は35点であった。外出はしておらず，ひきこもりのステージ[5]は中等度であった。嘔吐恐怖により食パン，栄養ゼリーを2時間かけて摂取していた。絵が得意であったが，作画意欲を消失していた。母はAさんに過干渉，父は寡黙であった。

3. 経　過

1) 信頼関係構築（4週間～2カ月）

主治医に症状を報告し，SSRI（選択的セロトニン再取り込み阻害薬）が処方された。訪問時は，Aさんが興味を示した化粧を施して関わった。

Aさんは「成人式にも行けなくて化粧したことがなかったんです」とはにかんだ。Aさんの気分は徐々に改善し「散歩に連れて行ってほしい」と希望した。Aさんは散歩しながら「学校に行っていないから友達がいない」「きっかけさえあれば登校できたかも」と語った。

2) 作業を通した社会との接点の回復
（3カ月～1年）

週1回の訪問が続いた頃，絵を描いて雑誌に応募しないか尋ねた。Aさんが久々に描いた絵は採用され「初めて絵を褒めてもらった」と話した。このほか，イラストシールの作成にも取り組んだ。この頃に希望を聞き取ると「ひとり暮らしがしたい。お母さんと一緒は息が詰まって。でも一人では何もできない」と話した。「できることからやってみよう」と提案し『ひとり暮らしをする』を長期的な共同目標にした。

次に「ひとり暮らしに向けて日中出かける場所を見つけよう」と話し合い『①移動支援の手続きを行う』『②ヘルパーと週に1回外出する』『③日中，出かける場所を探す』の順に短期目標を共有した。母が手続きし，Aさんは週に1回ヘルパーと外出するようになった。また「最近ウクレレを弾いていて，音楽教室に通いたい」と話した。母は心配し

たが，Aさんは「今動かないと，ずっと出ていけない」と主張した。

OTが音楽教室を紹介し，Aさんは週に1回，レッスンに通うようになった。また「演奏して誰かに歌ってほしい」「友達が欲しい。今年は友達作りを目標にします」と話した。そこでOTが「歌う女子会をしよう」と提案し，そのために体力をつけることを話し合った。長期目標に『半年後の女子会に向けて目標体重を維持する』を追加した。これを受け，主治医が仲介した女性とメール交換が始まった。

3) 作業基盤の介入 (1～1年3カ月)

長期目標の『ひとり暮らし』に向けて練習したいことを尋ねると「買い物したことがなくてレジで緊張する。これではひとり暮らしができませんね」と話した。そこで『④買い物をする』を短期目標に追加し，OTがモデルになり支払いを傍で見る，OTの隣でAさんがコンビニで支払う，スーパーで支払う，と段階づけて練習した。現在『⑤スーパーで購入した材料で簡単調理を行う』に取り組んでいる。Aさんは「好きな物を作って食べられるようになり，ひとり暮らしを実現させたい」と話している。

4. 訪問作業療法前後の変化

BMI (Body Mass Index) は15と，若干向上した。嘔吐恐怖は継続しているが，母から「食事のレパートリーが増え，魚の煮つけなどが食べられるようになった」と報告を受けた。Aさんはヘルパーと外出，音楽教室でのレッスン，OTと買い物をするようになった。ひきこもりのステージ[5]は軽度，GAFは45点に改善した。

5. まとめ

訪問作業療法は，ひきこもり生活で遂行してい

る作業や興味・関心のある作業を通して対象者と関わる。遂行レベルの短期目標を設定して成功体験を積み重ねることで，Aさんのように自ら外界との関わりを試行し始めることがある。ひきこもり支援における訪問作業療法は，人と作業と環境の結びつきをつくり，対象者が社会との接点を回復できるように伴走支援する役割を担う。

なお，ひきこもり支援推進事業下の実践例は文献[6]を参照されたい。

おわりに

小学1年からひきこもったAさんは「きっかけさえあれば登校できたかも」と語った。学校OTは，その"きっかけ"になりうる貴重な支援である。学校OTが普及し，不登校から長期間ひきこもる子どもが減ることを願ってやまない。

文献
1) 厚生労働省：ひきこもりの評価・支援に関するガイドライン. 2007
〔https://www.mhlw.go.jp/file/06-Seisakujouhou-12000000-Shakaiengokyoku-Shakai/0000147789.pdf〕(2021.3.3参照)
2) 斎藤万比古 (主任研究者)：思春期のひきこもりをもたらす精神科疾患の実態把握と精神医学的治療・援助システムの構築に関する研究. 2010
〔http://www.ncgmkohnodai.go.jp/subject/100/h21-jidouseisin.pdf〕(2021.3.3参照)
3) 高岡 健：ひきこもり—その脱精神医学化のために. 病・地域精医 44 (4)：430-434, 2001
4) 松本 剛：大学生のひきこもりに関連する心理的特性に関する研究. カウンセリング研36：38-46, 2003
5) Kato AT, Kanba S, Teo RA：Defining pathological social withdrawal: proposed diagnostic criteria for hikikomori. *World Psychiatry* 19 (1)：116-117, 2020
6) 真下いずみ：緘黙症状を呈する長期ひきこもり事例の発語と社会参加に作業療法が有効であった一例. 作業療法 40 (1)：79-86, 2021

6 特別支援学校の事例

■ **山口 清明**（NPO法人はびりす　作業療法士）

なぜ学校作業療法なのか？

想像してほしい。

あなたは，重度の障害をもつ子どもである。寝たきりで自分で身体の向きを変えることもままならない。人工呼吸器に呼吸を委ね，胃ろうチューブから栄養摂取している。てんかんの発作が毎日おき，側彎が進んでいく。そのような子どもだとしたらどのような暮らしがしたいだろうか。

目指している姿は？

「たとえば，脳性麻痺とは究極の慢性疾患である。どうすればこの慢性疾患とともに生き生きと生きていけるのか。生きていくことを支援するのが地域の作業療法だ」

大学院生のころ，筆者は，当時，指導教員（長谷龍太郎先生）に常々このように指導を受けてきた。その哲学を受け継ぎ，そのような世界観が実在する形で叶えたいと思い，病院を出て，NPO法人を設立するにいたった。多くの時間を学校で過ごす重度の障害をもつ子どもが生き生きと生きていくための作業療法の実践とは，どのようなものだろうか（図1）。

特別支援を受ける子どもの ハイブリッド作業療法

子どもと家族のもとへ支援が届くにはいく通りかの方法がある（図2）。

1. 市直営の事業所からの保育所等訪問 支援（学校訪問）

NPO法人が行政（市役所）から委託を受け，市の職員として特別支援学校へ訪問支援を可能にしている。支援の流れは以下の通りである。

①市障害福祉担当課内の相談窓口で対象児童生徒の学校訪問の相談を受けつける。

②学校を訪問し先生と一緒に，生徒にどのような教育を届けるか，作業に焦点を当て，その場で一緒に試行錯誤を行う（学校の中で直接的介入も間接的介入も行う）。

2. 通所施設からの教材提供（間接的環 境支援）

①法人の運営している事業所で教材作りのサークルを開き，通所支援を受けている子どもの家族や支援者と一緒に絵カードや視覚支援グッズなどを手作りする活動を行っている。

②ウレタンなどを削って学校で使える椅子やポジショニング材を加工したり，抱っこの仕方や介助

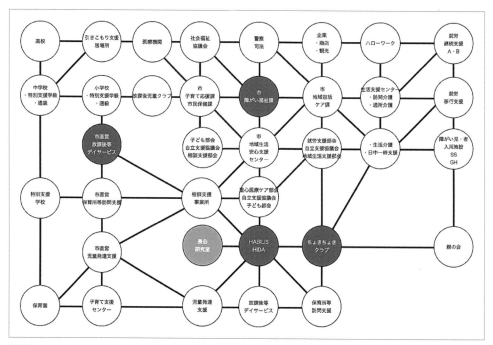

図1 曼荼羅的展開

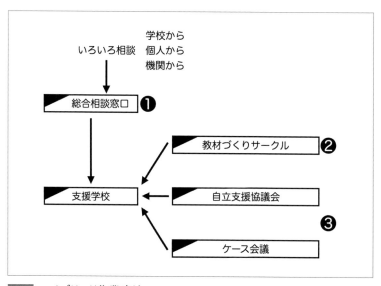

図2 ハイブリッド作業療法

する時のポイントのDVDを作成したりなどして支援者や学校などへ届ける。

3. 行政からの社会的環境支援

①市の子ども部会や医療的ケア部会などでケース会議を行い，子どもに必要な支援や足りないサービス，職場開拓や地域における社会的な役割づくりを検討する。

A県B市においては，民間からの訪問支援などは受け入れていない。民間の作業療法士が学校

に入ることは現段階では実現できていない。同じ市においても，市の教育委員会と県の教育委員会では組織が異なり，方針も異なる。教室で子どもたちに直接接している教員の求めと，学校が組織として感じている必要性には乖離がみられるのが実情である。

療育進化論

　重度心身障害と共に生きる子どもや，その家族の作業的公正を実現するためには，個に対してのアプローチだけでなく，同時に社会的なバリアを取り除いていく必要がある。

　筆者は，地域における作業療法の実践モデルを「療育進化論」（図3）と名づけ，おもに3つの階層（ステップ）に分類している。

1）ステップ1：原因思考

　問題を分析解決していく（従来の方法）。

2）ステップ2：未来思考

　願いを叶え，自己実現する（OBP的な視点）。

3）ステップ3：社会思考

　1人ひとりが自分らしさを発揮できる社会に変える。

　子どもの行動上の問題や医学的な問題の分析や治療を行いながら，子どもと家族が叶えたい作業の実現を支援する。同時に，卒業後の社会的役割が発揮できるように就労支援機関や介護施設と連携し，早期から準備を進めていく。もしくは，啓蒙活動やイベントなど，社会に対しても，1人ひとりの子どもが社会的な役割を担えるように社会に対してアプローチしていく。さらには，政策や制度そのものを変更したり，新しい福祉サービスの開発なども手がけていく。

　今，目の前で支援している子どもたちの卒業後の理想的な地域生活や社会的な役割の創出を同時進行で進めていく。

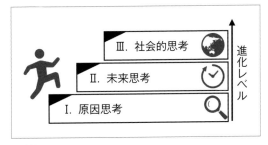

図3 療育進化論

事　例

[事例1]　修学旅行に行きたい

　特別支援学校中学部，痙性四肢麻痺であり，側彎予防のため装具を装用し，常時喀痰吸引などの医療的ケアを必要とする児童である。

　目標：修学旅行に行きたい

　制限：胸腰椎の重度側彎と上部胸椎の重度後彎を呈しており，介助やポジショニングが難しく，医療ケアを含め教職員がどのようにケアしたらよいかわからない。遠方へ医療ケアの可能な環境を整えて修学旅行を履行できるノウハウが不足している。

　学校：教職員は熱意にあふれていたが，実際にどのようなポジショニングを取りケアをしていくと痙性を和らげることができるかといった具体的な助言を求めていた。

　関係機関と作業療法士がケース会議に参加し，下顎の下制を制御し，肩に顎を乗せることで痙性を和らげることなどのアドバイスを行ったところ，即時に実践につながりポジショニングも再現できるようになった（図4）。

　B市医療的ケア児会議：修学旅行を履行するために，市役所勤務の看護師を派遣することで医療的マンパワーを確保した。バスも市役所のバスを提供することになった。

　結果：修学旅行へ行きたいという子どもの目標は，行政や作業療法士の積極的な介入により実現することができた。

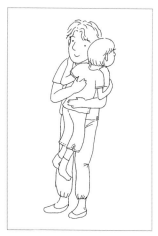

図4 下顎の下制を制御し，肩に顎を乗せることで痙性を和らげる

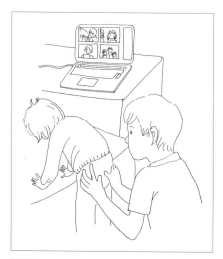

図5 Zoomで関係者に中継

学校へ作業療法が入り，具体的な助言が得られたことで教職員が適切なポジショニングを再現できるようになった。その結果，本人は目で好きな色や楽器を選ぶということができるようになった。周囲の支援者や職員は児童が多くの意思をもっていて，意思表出できることに初めて気づいた。

[事例2] うんちが出ない

特別支援学校小学部，弛緩性脳性麻痺があり複数の福祉サービスを利用している児童である。

相談：コロナ禍で学校が休校となり，運動量が減ってしまった。兄弟が生まれたばかりで，母親はこれまでのように児童のケアに時間があてられない。自傷が増え，さらに強度の便秘に陥ってしまった。

支援：コロナ対策のため，自宅へ多人数の関係者が集うことを避け，各関係者をZoomでつないだ。デモンストレーションを行い，実践的なケース検討会を行うことになった。訪問ヘルパーと作業療法士，普段利用している通所事業所，障害福祉担当課が中継された（図5）。

自宅で作業療法士が坐骨を通して骨盤底筋を刺激するマッサージを実演し，参加者同士が画面ごしに真似てマッサージの練習会を行った。後日，実践の様子のDVDを作成し特別支援学校にも情報提供した（図6）。

この事例がきっかけとなって行政が主導となり，遠隔からOTがZoomなどでアウトリーチして行う，作業療法コンサルテーションの枠組みが構築された。

結果：便秘が改善し，毎日うんちが出るようになった。また，身体刺激により，感覚的欲求が満たされ，自傷行為が減り，気分のよい表情が多くみられるようになった。

[事例3] この目に魅了されたい

特別支援学校高等部，脳性麻痺による重度の身体障害と共存し，常時医療的ケアを必要とする女児である。

相談：コロナ禍の最中，医療機関への通院が途切れている。その間にも積み重なるてんかんの発作，側彎は進行した。母は，保護者との繋がりで取り組んでいる活動もある。うちの子を突破口に明るい未来を発信したいのに，毎日の生活に気がかりが多く不安な毎日を過ごしていた。

支援：まず本人の身体の状況について，ストレングスを中心にOTが評価した。活動に対する内

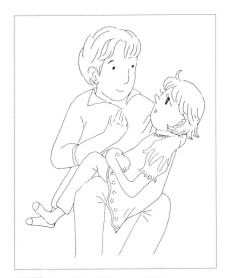

図6 抱っこ時のアイコンタクト

的欲求が高く，アイコンタクトが良好であった。抱っこしている時のアイコンタクトを，「強く繊細で情緒あふれるセクシーな視線」と表現した。セッションの中で，家族と語り合い，「彼女に関わるすべての人，そして地域がこの目力に魅了されるにはどうすればよいのだろうか？」という人生の問いを立てた（図6）。

介入：通所支援施設で，スパイダーを活用し重力から解放される活動を行った。

作業療法士が側彎の状態，本人の臥位や坐位での重力への戦略を評価分析し快適なポジショニングを決定した。身体に力を入れ続けなくても姿勢が安定する座り方，そのための抱っこの仕方を再現できるよう，作業療法士が実践し動画DVDを作成した。それらは特別支援学校や利用している事業所，支援者間で共有された。

保護者とともに，在宅でも姿勢環境を整えられるよう評価や調整を行った。

結果：スパイダーで身体をゴムで吊り無重力の状態の中では，本人が飛び跳ねるという自発的な運動ができるようになった。

特別支援学校や事業所で過ごす時間を安定した姿勢で過ごすことが可能になり，アイコンタクトとともに，手足を動かす姿が見られるようになった。その結果，彼女の周辺には人が集まり，こっそり恋愛相談をしていく人も現れるような相互作用が広がっている。

保護者は気がかりを抱えながらも作業療法士や支援者とともに彼女の探索を喜び，彼女の魅力を生かして車椅子使用の人への理解を広める活動や魅力を伝える発信を続けている。

支援学校卒業後は，観光協会や商店街と，バリアフリーマップを作成したりする予定である。彼女自身が街のシンボル的な存在となれるように，官民一体のチームが組まれ，卒後に向けて着々と準備が進められている。

おわりに

支援学校子どもたちが，「行きたい場所に行けない」，「自分らしさを発揮する役割が構築できない」という参加障壁に必ずぶつかる。しかし，活動制限や，参加制約こそが，OTが最も力を発揮すべき領域となる。

特別支援学校への介入には組織的な制限もあることも現実であるが，制限に直面したからこそ行政や支援者，街全体を巻き込んで柔軟にチームを組むというイノベーションが生まれたともいえる。

障害が重いからこそ，社会参加を促進した時に，健常者にとっても暮らしやすいまちが実現する。

7 未就学時期の支援

高畑 脩平（藍野大学医療保健学部作業療法学科 作業療法士）

はじめに

「二次障害の予防」これは発達障害児を支援する立場であれば，共通して掲げる目標であろう。そのために，医療の立場からは「早期診断・早期治療」が加速し，福祉の立場からは「児童デイサービス」が爆発的に増えている現状がある。しかし，このような医療や福祉に繋がる子どもたちは，支援が必要な子どもたちの，ごく一部である。実際に，園訪問において相談にあげられるケースの大半が「未診断」であり，療育機関や医療機関にも繋がっていない子どもたちである。この背景には，保護者にとって医療機関への受診はハードルが高かったり，園では「気になる子」と認識されていても，保護者と共通認識をもつまでにはいたってなかったりすることが想定される。そこで，園生活の中で，どのように子どもを理解し，どのように工夫していくかが重要な位置づけになっている。

本稿では，園への訪問支援を想定して，保育士と作業療法士（以下，OT）がどのように協業するのかを述べる。これは筆者が活動の拠点としている，奈良県内での実践例であり，他の地域とは状況が異なることも想定される。そのため，地域によらない共通した観点（つまり，訪問支援における核）と，その地域における特有の観点（つまり，環境や状況により変わること）とを意識しながら読んでいただけると幸いである。

保育士との協働による園での集団遊び

園への訪問支援は，保育士からあげられる相談ケースに対して，①保育士の主訴を確認し，②観察の中から子どもの特性を理解（評価）し，③保育士に対して支援策を提案する，という流れで行われることが多いのではないだろうか。この過程は，個別作業療法場面においても，保護者に対して実践していることであるが，注意が必要であるのは，③の支援策を提案するステップである。

つまり，極端に個別性が高い支援策を提案すると，園の集団場面では実践できない無理難題になる。実際，筆者も園への訪問支援するなかで，保育士より「それは個別だからできることですよね」「私たちは集団をみているので，この子だけに特別扱いはできないです」という言葉を返されることを何度も経験した。

これは，医療における「個別性」と，保育・教育における「平等性」という文化の違いから生まれる齟齬であると考える。園への訪問支援において，主体は保育士である。そのため，個別性を強く推しすぎると，保育士の実践には繋がりにくかったり，個別性と平等性のはざまで保育士を苦しめることになっていたりもする。

そこで，「個別性」を基にしたプログラムであっても平等性にも配慮した提案（遊び・環境設定）を考えることが重要である。そのような視点に立

1881-6339/21/¥400/論文/JCOPY

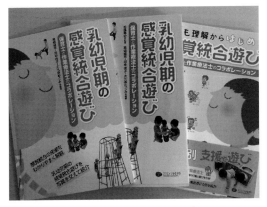

図1 保育士と作業療法士とのコラボレーションにより作成した冊子・書籍

写真左は，企業の助成金により作成した「乳幼児期の感覚統合遊び」の冊子で，各園へ無料配布したことで，作業療法士の認知度が高まった

ち，筆者らは保育士と作業療法士のコラボレーションにより冊子や書籍を作成し，その中で集団活動に活かす作業療法士の視点を発信してきた（図1）。

保育活動に活かすOTの専門性

保育士とOTに共通するテーマとして「遊び」「生活」があげられる。それでは，作業療法士の専門性として，保育場面に活かせる武器は何であろうか。筆者は，「活動分析」と「段階づけ」の2つの視点が武器になると感じている。

つまり，活動分析ができることで，保育活動に意味づけができ，目的性を付与することに繋がる。また段階づけができることで，難しすぎて保育活動に入れない子どもや，簡単すぎて退屈している子どもに対して，難易度調整をすることができる。これらの考え方を，2つの集団活動例を通して解説する。

1. OTの専門性を活かした集団活動の例

保育現場でよく実践されている「しっぽ取り」を例に具体的に考えてみる（図2）。この遊びを活動分析すると，取ろうとしているしっぽを見続けること（眼球運動）や，他児の動きを予測しながら，俊敏に動くこと（運動方向の切り替え）が求められる。OTの場合，このような活動分析を行う習慣がついているため，しっぽ取りが苦手な子どもを見た時に，「眼球運動が苦手なのだろうか？」「眼球運動が必要な他の場面（ボール遊びなど）を見てみたい」「就学後に板書や音読が難しくなるかもしれないな」などと思考を発展させることができる。一方，保育士の場合，しっぽ取りが苦手な子どもを見た時に，「しっぽ取りが苦手な子」「少しどんくさい子」という理解にとどまることが多いと想定される。つまり，OTの専門性である「活動分析」を保育士に伝えて，機能レベルでの子ども理解を促せることが強みであると考える。

次に「段階づけ」の視点を，しっぽ取りを例に解説する。たとえば，通常のしっぽ取り（図2左）には参加しにくい子どもが居たとする。活動分析ができていると，眼球運動や運動方向の切り替えな

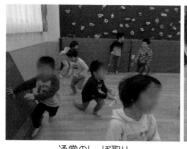 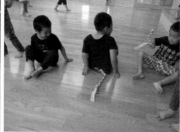 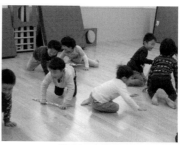

通常のしっぽ取り　　　　　　　お尻ずりずりしっぽ取り　　　　　　猫のしっぽ取り

図2　しっぽ取り
段階づけの視点があれば，難易度調整を柔軟に行うことができる

ど，すばやい動きが苦手であることが想定できる。そうすると，運動の速度をゆっくりとする活動展開を考えることになる。具体的には，図2中央のように，「お尻ずりずりしっぽ取り」と称して，おしり歩きで移動したり，図2右のように，「猫のしっぽ取り」と称して，四つん這いの姿勢でしっぽ取りをしたりなどが該当する。さらに，このような提案のなかで，保育士からは「猫の絵本を読んだ後に，猫のしっぽ取りをすること」「いろんな動物になって動きをまねした後に猫のしっぽ取りをすること」など，ストーリー展開を提案してもらうこともあり，互いの強みを活かした協業へと発展することも期待できる。

2. OTの専門性を活かした集団活動の例②

　もう1例紹介する。ここでは，保育士や保護者から好評である雑巾がけのアレンジ遊びを紹介する（図3）。好評である理由は，大人にとっての雑巾がけは「お手伝い」や「部屋を清潔に保つ」という意味を含むためであると想定される。

　まず，雑巾がけを分析すると，高這いの姿勢を保つことが求められ，体幹と肩関節や股関節の安定性を高めるような筋群の発達を促すことが期待される。これらの筋群が発達することにより，座位姿勢を保つ力を育むことに繋がる。また，手を床に押しつける動きは，クレヨンや鉛筆を使うときに筆圧を高める動作や，消しゴムを使うときに非利き

手で紙を押さえる動作に共通する筋肉を使用するため，これらの学習スキルの基盤を育むことにも繋がる。また，大人数で一斉に雑巾がけを行うときには，友達とぶつからないように避けながら動く必要があり，空間認知の発達にも繋がることも期待できる。

　このうち，どのような要素に焦点を当てるかにより，段階づけの方向性が変わってくる。たとえば，姿勢保持やバランスを目的とする場合には，図3中央のように長椅子や平均台の上を雑巾がけで綺麗にするような遊びのアイディアが生まれる。一方，運動の調整を目的とする場合には，図3右のように部屋中に積み木を撒き散らし，雑巾がけでゴミ収集所（机をくぐった先）へと収束させるような遊びのアイディアが生まれる。このように，どの要素を段階づけるかにより，活動を展開する方向性が異なってくる。

　ここでは，運動の調整（慎重に動くこと）を遊びの目的に設定し，活動を段階づけることにする。上述の積み木掃除では，雑巾の前に置かれた積み木は，直方体の形をしていて，転がらないものであった。これを，徐々に転がるものへと変えていく発想で段階づけてみる。

　たとえば，雑巾の前に軟らかいボール（中に綿が入っているようなボール）を置いて，それをドリブルしながら進んでいくとする（ボールはバトン代わりにも使うものとする；雑巾がけリレー）（図4左）。すると，上述の積み木よりも転がりやすくなるため，

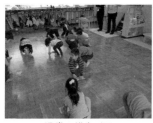
通常の雑巾がけ

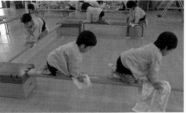
長椅子や平均台の上で雑巾がけ

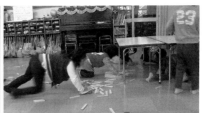
雑巾がけで積み木掃除

図3 雑巾がけ

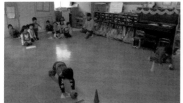
軟らかいボールを使った雑巾がけリレー

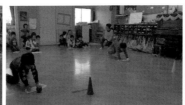
硬いボールを使った雑巾がけリレー

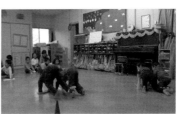
2人3脚での雑巾がけ

図4 雑巾がけリレー
運動の調整という観点で段階づけている

雑巾の縁からボールがはみ出さないように，より運動を調整することが必要になる。さらに，雑巾の前に置くボールを硬いボール（ボールプールで使用するようなカラーボール）に変えてみたらどうであろうか（図4中央）。さらにボールが転がりやすくなるので，運動を調整する際に，さらに慎重になることが要求される。その後，活動を展開させて，今度は雑巾がけリレーを2人3脚で行ってみる場合を考えてみる（図4右）。それまでは，物（積み木やボール）に自身の動きを合わせる活動であったが，次は，人に自身の動きを合わせることになる。このように，合わせる対象を「物から人」へと段階づけることもできる。

ほかにも，雑巾の前に置く物を「玉入れの玉」「ビー玉」「ピンポン球」「ペットボトル」「風船」「松ぼっくり」などに変えてみたり，人の数を増やし3人4脚にしてみたり，2人3脚でボールをドリブルしたり，活動は無限に創り出すことができる。また，このような活動を考える過程に保育士が入ると，豊富なアイディアが提案されることがある。つまり，

OTは段階づけの枠組みを提示し，保育士が具体的な遊びのアイディアを上乗せするような協業スタイルは，お互いの専門性を意識しやすい場面であると想定される。

まとめ

本項では，園への訪問支援における実践例を紹介してきた。振り返ると，10年前は，「園や学校での訪問支援をしたい」と願いながらも，実現できずに模索していた段階であった。そこから，先駆的に園訪問を実践されていたNPO法人はびりすの山口清明OT（当時は関ヶ原病院に所属）に同行し，実践やシステムを学んだことを思い出す。その後も，たくさんのOTの訪問支援に同行させていただいたり，書籍や実践報告を通したりして，学びを深めた。

おのおののOTにより実践スタイルは異なるが，「保育者や教員を中心に考え，その向こうにいる

子どもたちに届けること」や「作業療法士の専門性を明確化したうえで, 相手の専門性も活かしながらうまく融合すること」は, 共通して重点が置かれていることに気づかされる。筆者としても, 冒頭で述べた「核」に該当するのがこのあたりで, その核の周囲に「自己の特性をどのように活かすか」という視点があるのではないかと考えている。

参考文献

1) 加藤寿宏 (監修), 高畑脩平, 田中佳子, 大久保めぐみ, 他 (編著) : 乳幼児期の感覚統合遊び. クリエイツかもがわ, 2016
2) 加藤寿宏 (監修), 高畑脩平, 萩原広道, 田中佳子, 他 (編著) : 子ども理解から始める感覚統合遊び. クリエイツかもがわ, 2019
3) 小西紀一 (監修), 酒井康年 (編著) : 発達が気になる子どもを地域で支援! 保育・学校生活の作業療法サポートガイド. メジカルビュー社, 2016

8 特別支援学校での支援

本間 嗣崇（神奈川県立麻生支援学校〈元 神奈川県立座間養護学校〉自立活動教諭 作業療法士）

はじめに

神奈川県立の特別支援学校には，作業療法士（以下，OT）が「自立活動教諭（専門職）」（以下，自活教諭）として常勤で雇用されている。この雇用形態は2008年度から開始され，その当時としては先駆的な取り組みであった。また現在においても，このような雇用形態でOTを特別支援教育に活用している自治体は少なく，『作業療法白書2015』によれば，特別支援学校に勤務しているOTは91名で，全体の0.2%である。この0.2%には，非常勤教員として採用されたり，1つのクラスを担任している者も含まれたりしており，特別支援学校からアウトリーチして，広く地域に作業療法を届けるOTの割合はそれよりも少ない。

日本作業療法士協会は，特別支援教育領域への参画を推進するため，神奈川県のような「学校作業療法士モデル」のイメージを協会員と共有しており[1]，今後各自治体の実情に合った「学校作業療法士」が増加する可能性もある。

特別支援学校とは

かつての障害児の教育は，盲学校（視覚障害児が在籍），聾学校（聴覚障害児が在籍），養護学校（知的障害・肢体不自由・病弱児が在籍）と，障害種に分けてそれぞれ別の学校で行われていた。しかし，2007年の法令の改定により「視覚障害・聴覚障害・知的障害・肢体不自由・病弱」の5つの教育部門を併せもつ学校として，特別支援学校が誕生した。

ここでは障害種別にかかわらず，幼稚部から高等部，3〜18歳までの幼児・児童・生徒（以下，児童生徒）が，通常の学校に準ずる教育や，障害による学習・生活上の困難に対して自立を図るための知識技能を積むための教育を受けている[2]。

作業療法士（OT）の配置

神奈川県内には，県立・市立・国立大学法人・私立の特別支援学校があり，県立の特別支援学校は全部で29校存在する。神奈川県教育委員会は，そのうちの28校の各校に，OT，理学療法士，言語聴覚士，臨床心理士のうちから1〜2職種を各1名，常勤の自立活動教諭として配置している。現在その総数は46名となり，そのうちの12名がOTである。

また各校に配置されていない職種は，県を便宜上5つの圏域に分け，そのなかに必ず4職種が在籍するよう，計画的に配置している（図1）。

筆者の所属校

筆者の所属校は，肢体不自由教育部門と知的

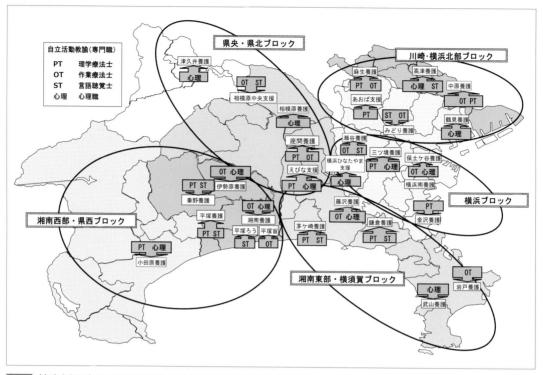

図1 神奈川県令和3年度特別支援学校地域センター推進協議会ブロック配置図
(神奈川県令和3年度特別支援学校地域センター推進協議会資料より一部改変)

表 筆者が勤務する特別支援学校に在籍する児童・生徒の概要

	本校		分教室
教育部門	肢体不自由教育部門	知的障害教育部門	知的障害教育部門
学部	小学部, 中学部, 高等部 (6〜18歳)	高等部 (16〜18歳)	高等部 (16〜18歳)
児童・生徒数	約60名	約60名	約45名×2校
教員数	約130名		
主な診断名	脳性麻痺 各種 染色体異常症 (筋ジストロフィーなど)	自閉スペクトラム症 知的障害 ダウン症候群	知的障害 広汎性発達障害 自閉スペクトラム症

障害教育部門を併せもつ特別支援学校であり, 本校とは別に2つの分教室をかかえている。在籍する児童・生徒数などの概要は, 表に示す通りであり, 全員の顔と名前を覚えられる規模の学校である。そしてOTと理学療法士が各1名ずつ, 自立活動教諭として配置されている。

自立活動教諭の業務

神奈川県の自立活動教諭が担当するおもな業務は3つあり, 第一が「自立活動への指導助言」, 第二に「個別教育計画の作成・評価への参加等」, 第三に「地域の小中学校への巡回相談等による教育相談への対応」がある。ちなみに, ここであ

げた個別教育計画という名称は，神奈川県教育委員会独自のもので，わが国では一般に「個別の指導計画」と呼ばれている。そして「評価」という言葉も，われわれが医療や療育現場で用いる意味合いとは異なり，教育現場では「成績評価」の意味合いをもつ。

自立活動と個別の指導計画の説明は後述するが，ここで着目すべき点は，自立活動教諭の業務が＜自立活動の指導＞ではなく，＜自立活動への指導助言＞，個別の指導計画の＜作成・評価＞ではなく，＜作成・評価への参加等＞と，間接的な関わりになっている点である。つまり，自立活動や個別の指導計画作成・評価の実施主体は，担任である教員であり，自立活動教諭であるOTは，教員と協働して児童生徒の特別支援教育を充実させる立ち位置ということである。

自立活動，個別の指導計画とは

自立活動とは，特別支援教育で各教科などと同列に扱われている，心身の調和的発達の基盤を培うための指導領域である[3]。具体的には，「健康の保持，心理的な安定，人間関係の形成，環境の把握，身体の動き，コミュニケーション」の6区分に分かれており，その下位項目は27にも及ぶ。この6区分27項目の中から教員は，各児童生徒に必要なものをピックアップして指導していく。特別支援学校の肢体不自由教育部門には，重度重複障害児も多く在籍しており，彼らにとって自立活動は教育的に大きな意義をもつ。

また，各児童生徒の教育的ニーズを達成するための教育目標や指導内容，指導方法をまとめた計画が，個別の指導計画である。この個別の指導計画は，年度を前期と後期に分けて作成し，各期の中で計画の達成具合を担任・児童生徒・保護者で確認して見直し，適宜改変していく。

自立活動教諭のフィールド

筆者は，週の大半を所属校や分教室に勤務し，月に数回，地域の学校などへの巡回相談や会議に出席している。所属校では教員からの教育相談を受け，在籍する児童生徒へ日常的に関わっている。この業務を一般に「校内支援」と呼ぶ。他方，「校外支援」と呼ばれるものもあり，これは地域の学校の巡回相談や，学校コンサルテーション，研修会の講師業務などの業務を指す。特別支援学校には，特別支援教育の専門性を活かして地域の学校を支援する「センター的機能」という役割があり，校外支援はこの役割に基づいて行われている。ちなみに実際の校外支援では，近隣の2市1町から要請を受けることが多く，それぞれの人口規模は，23万，13万，4万人である。またセンター的機能という社会資源を用いて，この2市1町の学校を支援するOTは，基本的に筆者1人である。

自立活動教諭が活躍するフィールドは，狭義の意味では校内支援にとどまるであろう。しかし，社会資源として地域の特別支援教育を下支えするという，OTに期待された役割を考えると，校外支援を含めた範囲が，われわれの活躍のフィールドと考えている。

特別支援教育と作業療法

医療現場から教育分野に転職して10年以上が経過したが，最近，特別支援教育と作業療法は，相性がよいのではないかと感じている。たとえば，自立活動教諭が扱うことが多い自立活動の6区分27項目は，学生時代に身体障害領域や精神障害領域を体系的に学ぶOTの守備範囲にあり，全人的なアプローチを通して，障害と共存して自立を目指すという方向性にも馴染みが深い。また，作業に焦点を当てて，治療，指導，援助するという，作

業療法そのものに教育的要素が含まれており，臨床的な感覚では，対象者の本質的な課題や核心に迫れば迫るほど，特別支援教育と作業療法がオーバーラップすると感じている。

表面的な例をあげれば，自立活動の「身体の動き」の区分の中には「日常生活に必要な基本動作に関すること」という項目があり，これは食事や排泄，衣服の着脱，洗面，入浴，身辺処理や書字動作などを身につけることを目的としている。これは言わずもがな，手法は違えどもOTが得意とするADL訓練と相違ない。そしてICF（国際生活機能分類）などの枠組みや，OTが自然と身につけているP-E-O モデル（Person-Environment-Occupation model of occupational performance）などの各種臨床思考過程は，「作業遂行」を「教育」と読み換えることで，特別支援教育現場においても実用性が高い。教育現場では，実践的で具体性をもった支援策を要求されることが多く，これらに対応するための的確な評価は欠かせない。

校内支援

1. 肢体不自由教育部門

自立活動教諭との直接的な関わりは，身体面ではROM（関節可動域）やMMT（徒手筋力テスト），各種感覚の評価，筋緊張の調整，ポジショニングなどがある。また，授業や学校生活を充実させるため，ADL面への関わりや，環境面では自助具や拡大代替コミュニケーションの選定・作製，学校用車いすの検討などを行う。近年は教育現場へのICT（information and communication technology）導入も促進されており，特別支援教育においてもタブレット端末や視線入力装置などが積極的に活用されている。

学校内で「治療」や「訓練」ではなく「教育」を行う，教員と協働して児童生徒を支援する，この2つの前提を押さえていれば，具体的業務内容は，概して学校に療育センターのOTがいるというイメージに近いかもしれない。

2. 知的障害教育部門

本校には，自閉スペクトラム症の生徒が多く在籍しており，教員とともにその認知特性に応じた授業作りやADL面への支援を行っている。また診断名はついていないが，発達性協調運動障害が疑われるケースも少なくなく，体育などの授業の中で巧緻・粗大動作や姿勢への支援を行うことも多い。

高等部生徒の卒業後の進路先は，福祉的就労[*1]を含め，就労が進学を大きく上回っており，在学中に働くことを総合的に学ぶ「作業学習」というものが，週1～2回の頻度で存在する。作業学習は，歴史上作業療法との関わりがあり，内容は陶芸や革細工，縫製，農園芸や軽作業（箱折りや各種機器の解体など）と，作業療法で用いるアクティビティが大部分を占める。また各グループを工場や会社に見立てて活動することもあり，筆者は"エリアマネージャー"と自称して各工場を巡回する（図2）。これらの活動を通して，人・環境・作業の評価を行い，教員とともに個人や集団，環境面への支援を行っている。

校外支援

前述の特別支援学校のセンター的機能により，地域の小学校，中学校，高等学校への巡回相談や研究への協力，研修会講師などの業務を担っている。巡回相談数は，例年小学校からのものが最も多く，次いで高等学校，中学校という順であり，相談内容は多岐にわたる。小学校からは，書字

---

*1：福祉的就労とは，就労支援施設などで福祉サービスを受けながら働く働き方のこと。障害の程度により企業で働くことが難しい場合，一般就労以外で働く場合の働き方として選択できる。

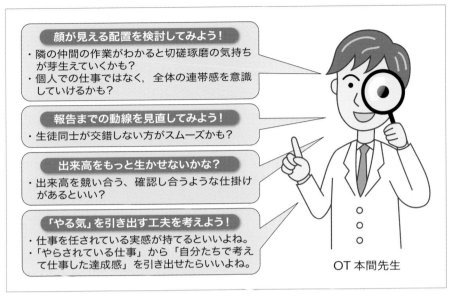

図2 筆者の作業学習へのアドバイスをもとに教員が作成したスライド

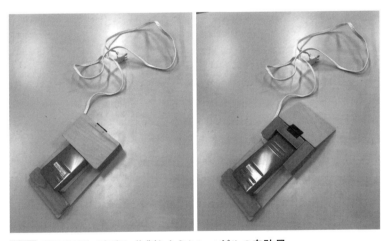

図3 巡回相談で実際に作製したミシンペダルの自助具

動作や身体の使い方，給食，自傷・他害や多動などの行動面に対するものが多い。また小学校特有のものとして，身体上の理由からリコーダーやミシンが使いにくいという相談が挙がることもあり，自助具の紹介や作製をすることもある（図3）。高校への支援では，自閉スペクトラム症や弱視，身体疾患による電動車いす利用の生徒の授業を保証するための合理的配慮[*2]に関連した支援を行い，福祉機器や自助具の導入，環境調整と併せて，教職員への障害の理解を促す研修会の講師を担うこともある。

---

*2：合理的配慮とは，障害のある人が障害のない人と平等に人権を享受し行使できるよう，1人ひとりの特徴や場面に応じて発生する障害・困難さを取り除くための，個別の調整や変更のこと。

まとめ

特別支援教育に於ける作業療法は，まだ発展途上である。わが国の小児作業療法の先駆者の人々は，長い歴史のある教育文化を踏まえ「旧家に嫁いだお嫁さん」と，われわれのことを表現したり，教育における立ち位置を「ガラス戸がガタガタしなくなるようなパテの役目」と表現したが，短い言葉のなかで的を射ていると痛感する。また「How toではなくWhyの視点を」と，対象者を支援する際の心構えを説き続けている恩師の言葉も日々重さを増す。

OTには学際的な面や，ライフステージに沿った具体的な支援の提供，生活行為の専門家など，多くの強みがあると感じている。そこで筆者は，児童生徒と教員との"教育の化学反応"が，より円滑に進むような"触媒"の役割を担えたらと考えている。その理由は，触媒は表面的な反応の裏で働き，望む反応をより速く促すことができるで

ある。そして本誌読者のなかから，次世代を担う新たな"触媒"が輩出されることを切に願っている。

文献
1）日本作業療法士協会制度対策部：学校を理解して支援ができる作業療法士の育成研修会〜基礎編資料．2020
2）文部科学省：「特別支援教育の現状」〔https://www.mext.go.jp/a_menu/shotou/tokubetu/002.htm〕（2021. 4. 1参照）
3）文部科学省：「特別支援学校小学部・中学部学習指導要領 第7章 自立活動」〔https://www.mext.go.jp/a_menu/shotou/new-cs/youryou/tokushi/1284536.htm〕（2021. 4. 1参照）

参考文献
1）日本作業療法士協会「作業療法白書2015」〔https://www.jaot.or.jp/shiryou/whitepaper/whitepaper2015/〕（2021. 4. 1参照）
2）神奈川県教育委員会「自立活動教諭（専門職）の手引き―平成25年度版 平成28年度版」〔https://www.pref.kanagawa.jp/docs/hk2/cnt/f6722/index.html〕（2021. 4. 1参照）

9 就労支援との連携

増子 拓真（たすくグループ 作業療法士）
大澤 淳一（TRYFULL）

事業所概要

　筆者らが，たすくグループにおいて，就労支援を実施しているのがTRYFULL（トライフル）という自立訓練（生活訓練）と就労移行支援事業の多機能型事業所である。一般の大学生でも22歳まで就職の意思決定ができていない人もいるなかで，特別支援学校を利用する子どもは18歳でその意思決定をせざるをえないこと，そしてそのなかでも一般就労率は決して高くはなく，その多くがA型就労支援やB型就労支援，生活介護等の福祉サービスに進む実態があった（図）。

　TRYUFULLは，知的障害や発達障害をもつ人の進路決定について，意思決定支援が十分に足りず，進路決定の時期が早すぎるのではないか，という考えから設立をした。

TRYFULLの特徴的な取り組み

　TRYFULLでは，どんな困難が予想されても，「挑戦したい気持ち」を重視し，ご本人が望む挑戦に取り組むということに特徴がある。まずは，ハローワークへの登録も行うが，同時にTRYFULL独自の企業リストから「やりたい仕事」を自分で選ぶことから始める。次に，企業ニーズに応じたポートフォリオ（自己PR資料）を作成して，就職活動に挑戦する。失敗してもそこに留まらずに，すぐに次の目標を定めて再挑戦を繰り返す。担当者が就職活動を徹底サポートし，本人に合った就職先を粘り強く探すという流れで実施する。

　TRYFULLの就労支援では，独自で開発したポートフォリオを，本人だけでなく，家族や支援者の助力も得ながら作成することに特徴がある。そこではまず，本人の夢や希望と，それを実現するための具体的な計画（キャリアファンタジー）を描くことから始める。そして，その夢を実現するための資料を，写真や動画を交えて作成していく。幼少期から現在にいたるまでの個別のヒストリーやエピソード，個に応じた合理的配慮の要請など，さまざまな角度から資料を作成する。意思決定を支えるツールなので，写真や動画を用いることで，より鮮明に自分のことを説明することができるようになった。

事　例

1. 事業所利用の経緯

　本事例のAさんは，重度の知的障害とASD（自閉スペクトラム症）の診断を受けており，たすくグループの療育を，幼少期から続けてきた方である。ご本人の性格は明るく社交的，いつもみんなの気持ちを盛り上げるムードメーカーである。Aさんは

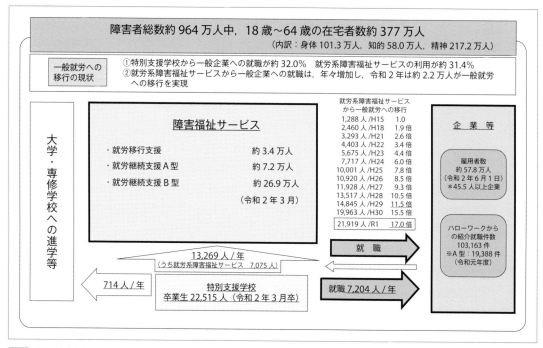

図 就労支援施策の対象となる障害者数／地域の流れ

（社会福祉施設等調査，国保連データ，学校基本調査，障害者雇用状況調査，患者調査，生活のしづらさなどに関する調査，など）

知的障害の影響もあり，特別支援学校在籍時には企業就労に挑戦する機会を得ることができなかった。しかし，ご本人とご家族が，就労に対する強い希望を抱いていたため，卒業後に就労移行支援事業所のTRYFULLの利用を開始し，就労に向けた挑戦の機会を得た。

TRYFULLでは，食品製造やアパレル企業に定期的なインターンシップを積み重ねて，「働く意欲」と「職業定着のための向上に対する取り組み」を続けた。併せて，就労後の定着支援も見据えて，生活習慣を見直して整えることや，自立生活に向けた基盤づくり（ADLやIADLのスキル指導）にも取り組んだ。

2. アセスメント

Aさんと面談を重ねることで，「（信頼できる）仲間と一緒に働きたい」という希望があることが明らかになった。たとえば，「○○さんと働きたい」と，インターンシップ先で世話になった人の名前などの

発言がみられた。このようなことから，Aさんにとって，優先順位の高い要件は，「何をするかよりも，誰とするか」にあると考え，それを軸に就労に向けた個別の移行支援計画を作成した。

また，独自に開発した「生活調査アセスメント」を実施した。これは，本人の生活1日の流れ，朝起きてから夜寝るまでのすべてのルーティンワークを評価する。併せて健康状態や服薬の管理も評価する。実際にこれらを実行することで，「家庭でのサポート体制の状況」や「食生活や健康面の状況」，「生活の自立度」などを詳細に評価することができた。

3. 企業就労へのステップ

Aさんの就職活動では，年度当初に希望進路について話し合って決めた企業へ見学に行き，まずAさんの希望に近いB社にインターンシップの依頼をした。B社は特例子会社で，食品製造を行っている企業である。やはり企業就労の壁は高

く，特に職業技能全般について手厳しい評価も受けた。本人も家族も支援者も落ち込み，もう就労は難しいのではないかと半分諦めた。

しかし，TRYFULLで指摘された点を改善する取り組みを始めた。その様子を再度ポートフォリオにまとめて，2回目のインターンシップの際に持参して，管理者にその様子を説明し，インターンシップに再挑戦した。このように，評価改善を見える化し，伝える姿勢を見せることができたこともあって，特別に支援者が事前に現場に入り，仕事を体験する機会（仕事の切り出し）を与えていただくことができた（本来B社は支援者による業務の切り出しを許可していなかった）。ポートフォリオを通して，Aさんが真剣に就労を目指して取り組んでいる姿勢を伝えることができたからこそ，そういった，特別に切り出しの許可をいただける機会を与えていただけたのだと考えている。この切り出しによって，事前にAさんの強みを活かす働きかけが可能になった。このころから徐々に，相手企業の担当者からも，認めてもらえるようになってきた。

この3カ月後に臨んだ2回目のインターンシップでは，1回目に比べて高い評価をもらうことができた。事前ガイダンスの時や1回目の振り返りでは，企業の担当者とAさんとのやりとりがぎこちなかったのに対して，この2回目のインターンシップではしっかりコミュニケーションをとることができるようになっていた。Aさんも「〇〇さんと一緒に働きたい」と口にし，「B社で働いたら，ゴールデンウィーク□□に旅行に行ける？」と述べるなど，入社後の自分の生活をイメージしている様子がうかがうことができたことから，Aさんの入社に対する明確な希望を確認することができた。

その後，事前に求人登録を済ませていたハローワークに行き，B社の求人を確認し，履歴書を作成して，就職希望の応募を提出した。その間就職試験の面接に向けてのシミュレーションを行った。そこで入社するために必要な要素を，実際の入社試験の前に把握することができた。Aさんの持ち前の明るさと柔軟性の高さを活かして，ここか

ら指摘された点について改善するためのトレーニングを開始した。結果，B社の入社面接も乗りきることができた。数日後に内定通知が届き，すぐに入社の手続きを行い，念願だった企業就労が実現した。

就労定着後のサポート

就職後は，就労定着に向けたサポートも継続した。1カ月に一度企業の就労担当の職員に連絡を取り，様子を聞いた。改善が必要な事項については，Aさんの休日に事業所に来てもらい，直接改善に向けた指導を行うこともあった。その結果，就労継続1年を達成することができた。定着支援に向けたサポートでは，企業の担当者と定期的に連絡を取って情報共有するだけでなく，Aさんの登録する地域の相談支援事業所や障害者生活・就労支援センターとも連絡を取りながら，近況について情報を共有し，合同で就職先に見学に行く段取りをするなど行った。

企業の担当者から，作業の正確性とスピードをもう少し高めたいというニーズを聞いた際には，週末にAさんと日程調整をして，実際に効率を高める実技について直接支援を実施してすぐに対応した。また，日曜日のコミュニティ活動で一緒にノルディックウォーキングで身体づくりに励んでいる。その時に表情を見て，必要なサポートを確認して定着支援を実施できたことが，就労継続1年を達成できた要因の一因であると考えている。作成したポートフォリオを年に1回更新する機会を設けて，就労後のアフターフォローを続けることがとても大切なことだと考えている。

まとめ

発達障害，知的障害をもつ人の青年期以降の就労支援については，まずはどのような働き方のイ

メージをもっているのか，どんな仕事がいいのかという仕事の選択から始め，実際の見学，体験などを通して具体的なイメージをもつことが可能となる。

そのためには，本人の意思決定に対してのコミュニケーションを十分に行うことが必要となる。また，企業側にも本人の特性などを合理的な配慮として共有し，就労を継続するための支援は継続して行わなくてはならない。

参考文献
1）厚生労働省：障害者の就労支援対策の状況　2障害者就労の現状
〔https://www.mhlw.go.jp/stf/seisakunitsuite/bunya/hukushi_kaigo/shougaishahukushi/service/shurou.html〕（2021.3.20参照）

2）齊藤宇開：保護者が管理・活用する個別の支援計画の開発に関する研究―自閉症を併せ有する幼児児童生徒の地域生活支援プログラムの開発―．保護者が管理・活用する個別の支援計画の開発に関する研究―自閉症を併せ有する幼児児童生徒の地域生活支援プログラムの開発―研究成果報告書．p.1-99，2006

3）宮﨑英憲，尾崎祐三，原　智彦，他：個別の教育支援計画に基づく個別移行支援計画の展開．「個別の教育支援計画」研究会．p.1-205，ジアース教育新社，2004

4）尾崎祐三，横倉　久，堀内反剛，他：特別支援教育のためのキャリア教育の手引き．全国特別支援学校知的障害教育校長会（編），p.1-97，ジアース教育新社，2010

5）志賀利一，渡邉一郎，青山　均，他：知的障害・発達障害の人たちのための見てわかる意思決定と意思決定支援「自分で決める」を学ぶ本．p.1-116，ジアース教育新社，2016

10 京都府士会特別支援教育 OTチームの取り組み

加藤 寿宏（京都大学大学院医学研究科／京都府作業療法士会子どもサポートOTチーム 作業療法士）

はじめに

本稿では，2007年（平成19年）より，都道府県士会として学校支援に取り組んできた京都府作業療法士会特別支援教育OTチーム（現在：こどもサポートOTチーム）の設立からの取り組み（表）を振り返りながら，都道府県士会として継続していくポイントと課題について述べる。

OTチーム設立のきっかけ

2007年（平成19年）の年明け，新聞から「平成20年度特別支援教育支援員3万人」の文字が目に飛び込んだ。京都府では，2001年（平成13年）から筆者が作業療法士（OT）として教育委員会の専門家チームに委嘱されていた。委嘱された経緯は，筆者と通級指導教室担当教員との個人的なつながりであったが，OTの視点が子どもの評価・支援に有効であることが教員に理解されるようになってきていた。

支援員の資格について教育委員会に尋ね，特に定められていないことを知り，個人としてのつながりではなくOTが組織（都道府県士会）として学校教育（特に地域の小中学校）に関わる絶好の機会であると考え，

①学校と個人の連携からシステムの連携へ
②作業療法の啓発と地域貢献
③学校での子どもの姿をOTが知る
　医療・福祉現場での作業療法の充実ならびに学校での作業療法モデルの構築へ
④OT卒後教育の充実

を目的に京都府作業療法士会に特別支援教育OTチーム（以下OTチーム）が誕生した。

なぜ，「チーム」？

「チーム」という名称を都道府県士会の組織につけることは珍しいことであろう。「チーム」は，経験年数や立場などに関係なくメンバーは対等であるという考えに基づく。もちろん，府士会の組織であるためチームには代表者（なぜか委員長と呼ばれているが）は存在するが，代表者は再任なしの，持ち回りとしている。OTチームは，メンバー全員が役割をもち，年間計画を立て，実行していくが，代表者はその役割の1つにすぎず，どのような役割であってもその重要さに違いはないという考えである。

スタートダッシュは有効

京都府教育委員会の専門家チームに所属している3名を含む12名でスタートしたOTチームは，不安よりも新しい領域に飛び出していけるという期待であふれていた。

表 京都府作業療法士会　特別支援教育OTチームの取り組み

	学校訪問	研修会	冊子の発行	成果発表		助成金・プロジェクト等
				OT関連学会	LD学会等	
平成19年度	○	○	特別支援教育に活かす作業療法の知と技	○		
平成20年度	○	○○*1		○	○	作業療法推進活動パイロット事業「特別支援教育と作業療法の連携と実践の促進」
平成21年度	○	○	特別支援教育に活かす作業療法の知と技　—OTが出会った子どもたち—	○○		作業療法推進活動パイロット事業「特別支援教育と作業療法の連携と実践の促進」
平成22年度	○	○	**特別支援教育に活かす作業療法の知と技　—OTからみた子どもの行動・学習・コミュニケーション—**	○		作業療法推進活動パイロット事業「特別支援教育と作業療法の連携と実践を深める」
平成23年度	○	○	特別支援教育と作業療法　協働の糸口を探る		○	作業療法推進活動パイロット事業「特別支援教育と作業療法の連携　—実践の検証とこれから—」
平成24年度	○	○	特別支援教育に活かす作業療法　—通常の学級における作業療法観察チェックリスト—	○		作業療法推進活動パイロット事業「特別支援教育における作業療法観察チェックリストの開発　—作業療法の効果を示すための一歩として—」
平成25年度	○	○	**特別支援教育に活かす作業療法　—観察チェックリストにみる通常の学級における成果—**		○	京都府　フォローアップ人材育成事業
平成26年度	○	○	事例集　特別支援教育に活かす作業療法　—クラスでの行動の理解と支援—	○	○	
平成27年度	○	○	**事例集　特別支援教育に活かす作業療法　—クラスでの行動の理解と支援—　平成27年度版**	○		
平成28年度	○	○		○	○	OTチーム10周年記念講演会
平成29年度	○	○			○	中学生プロジェクト*2
平成30年度	○	○		○		中学生プロジェクト
令和元年度	○	○			論文投稿	中学生プロジェクト
令和2年度	○	×			論文採択	特別支援教育に活かす作業療法の知と技　改訂プロジェクト

太字：京都府作業療法士会HP（https://kyoto-ot.jimdo.com/）にて閲覧可能

＊1：○○は2回実施

＊2：中学校への学校訪問の成果検討を目的とした研究プロジェクト。
　　府内の中学校に協力依頼し，1年間の支援成果をケースシリーズとしてまとめた。

「作業療法は何をしてくれるかわかりにくい職業である」

これは，第44回日本作業療法学会シンポジウム「特別支援教育の現状と作業療法士に期待されるもの」で文部科学省初等中等教育局特別支援教育課の樋口一宗氏が述べた言葉である。京都府においても特別支援教育を担当する教員が作業療法を知っている割合は，他の都道府県に比べると多かったかもしれないが，ほとんどの教員は作業療法の名前すら知らない状況であった。OT

チームが最初に取り組んだことは，OTを理解してもらうための広報活動であった。エネルギッシュなメンバーが集まったこともあり，初年度は学校訪問32件（費用はすべて府士会予算），約50頁の冊子（特別支援教育に活かす作業療法の知と技）650部の発行と京都府内の学校への送付，講演会の開催と精力的な活動を行った。この初年度のスタートダッシュは，OTを知ってもらうための広報活動として，非常に有効であった。

士会全体の理解は不可欠

公益性の高い活動を行うには，予算が必要となるが，OTチームの初年度の支出は京都府士会年間予算の1/4にあたる約90万円であった。今思えば，何の実績もないOTチームに多額の予算がついたことは，会長をはじめとした士会理事，府士会員の理解があったからである。

継続した活動のために

1. 外部からの資金を

OTを理解してもらうための活動にはさまざまな方法があるが，もっともよい方法は，実際のOTを試してもらえる学校訪問である。しかし，府士会の予算は限られているため，初年度の活動を継続するためには，外部からの資金が必要であった。幸運にも平成20年度から日本作業療法士協会の「作業療法推進活動パイロット事業」が始まり，5年連続で事業費を得ることができた。その後も京都府から助成金を得ることができ，6年間で学校訪問450件，講演会7回，5種類の冊子（計3,800部）の発行，7回の学会発表を行った。最初の5年間に積極的な活動ができたことは，京都府の特別支援教育にOTを知ってもらえる大きなきっかけとなった。

2. 公的な予算でOTを学校に

OT側の予算（府士会や外部資金）ではなく，公的な（学校側の）予算でOTを活用してもらえるようになることは，OTが学校支援に役立つ職種であることが認められた1つの証となる。初年度のスタートダッシュ活動が認められたこともあり，2年目の平成20年度には京都府立10校の特別支援学校に併設する地域支援センター相談支援チームの専門家チームすべてにOTが複数委嘱された。

3. 府民とOT双方にメリットのある活動

府民とOT双方にメリットのある学校支援の活動を行うことは，非常に重要である。OTチームは公益部に属しており，京都府民の益となる活動をしなければならない。また職能団体でもあるため，卒後教育もOTチームの役割となる。

初年度からの活動である学校訪問と教員向け講演会の開催は，公益事業と卒後教育の2つの役割がある。講演会は「注意」「不器用」「読み書き」などのテーマを決めて行うが，そのなかに「事例を通して」を含めるようにしている。これは，テーマと関連する主訴がある事例をメンバーが発表するものである。発表する事例は，メンバーが職場で担当している児となることが多い。年度当初にテーマと発表者を決定し，チーム内で評価から治療プログラム，治療（支援）経過までを半年以上かけ，検討していく。発表者はチームで検討した内容を担当児に確認し，次回のミーティングで報告をする。これを繰り返し1月下旬の講演会で発表を行う。チーム全体の事例として関わり，OTチーム全体の知識・技術の底上げとなる機会としている。

現在，学校訪問は，専門家チームや医療職派遣事業などによるものが多くなっているが，OTチームに依頼のあったものは，2名のOTで訪問することを原則としている。学校訪問の経験が少ないOTにとっては，学校訪問がどのように実施されるのか，授業をどのように見学するのか，児童と関

わってよいのか，よいとすればどのタイミングで関わるのかなど，多くの不安ある。このような状況で，児童を観察・評価し，適切な評価と具体的支援方法を学校へ伝えることは容易ではない。OTチームでは，学校訪問の経験が豊富なOTと一緒に行くことで，学校作業療法に特有なOTの振る舞いや観察・評価のポイント，支援方法の提案について経験を積んでいくシステムをつくっている。

さらに，冊子の作成やプロジェクトなど，公益性と卒後教育の両方に貢献できる新しい活動を計画し活動している。

4. 年に1回は発表！

「作業療法推進活動パイロット事業」の申請書に「特別支援教育における作業療法の実践を京都府作業療法士会から京都府，京都市内の学校および全国都道府県士会，作業療法士に発信し，全国レベルでの作業療法士の育成と学校教育との連携推進をはかることを目的とする」と記述したことをきっかけに，暗黙の了解として年に1回は学会などで発表することになっている。現在までに，全国OT学会7回，地方OT学会4回のほか，教員の参加者が多いLD（学習障害）学会4回，京都府特別支援教育研究協議会2回の発表を行っている。また，今年度LD学会の機関誌に「地域の中学校における作業療法士の活用 —3名のケースシリーズを通して」の掲載も決定した。

研修会同様，内容をまとめて発表する作業は大変ではあるが，OTチームが実践している学校作業療法について多くの人から意見を寄せてもらう機会はチームにとって大きな活力となっている。特に教員の先生からの意見は，OTにはない視点が多く非常に貴重である。

学校支援の課題

学校支援をする専門職としてのOTの存在は，京都府の多くの教員に知ってもらえるようになった。また，専門家チームのみでなく，さまざまな制度や事業でOTを活用してもらえるようになっている。全国的にも，特別支援教育に取り組む都道府県士会は増え，学校教育に関わるOTも増えている。しかし，その一方で京都においても学校支援の多くは，外部専門家や時間雇用としての立場であり，安定した雇用体制にはなっていない。OTチームが設立時から目指してきたものは，地域の学校や教育委員会に常勤し，障害の有無にかかわらず，すべての子どもの学校生活を支えるOTであり，その意味で現状は満足できる状況にはない。

OTは広がってはいるが，広がりのみであればOTは便利屋の専門職になる可能性が高い。この課題を解決するには，日本作業療法士協会がリーダーシップをとり，学校支援のOTエビデンスをまとめ，国に対して積極的に働きかけていくことが重要であると考える。

11 大阪府士会特別支援 OTチームの取り組み

尾藤 祥子（藍野大学医療保健学部作業療法学科 作業療法士）

はじめに

特別支援教育に関する日本作業療法士協会による作業療法士（以下，OT）の配置モデルの分類は大きく4つに分類されている。

1) 外部人材モデル

各教育委員会や教育機関が外部のOTを招聘する形である。業務内容は個別介入より児童生徒のアセスメントを中心に行い，地域の予算や状況に合わせた雇用ができるため最も多い。大阪では府立支援学校の福祉医療人材活用事業が該当し，非常勤勤務であるが多くのOTが関わっている。

2) エリア配置モデル

各地域のセンター的役割を担う支援学校にOTが常勤もしくはそれに近い非常勤で雇用され，校内支援では自立活動教諭と同様の業務，校外支援ではアセスメント中心に行うという形である。

3) 教育委員会モデル

教育委員会にOTが雇用され，管轄の学校園を巡回支援する形である。就学指導委員会など行政事業への関わりもある。しかしこのモデルも非常勤であることが多い。

4) 学校教諭モデル

OTが学校教員として常勤雇用される形である。教諭として勤務する場合と自立活動の専任教員として勤務する場合があり，校外支援を行う場合もある。

5) その他

自立支援制度を用いた保育所等訪問支援で学校訪問を行っているOTも急増している。これは，保護者の希望を基に学校にOTが訪問して支援を行う。

大阪府作業療法士会の取り組み

大阪府のOT派遣については，①特別支援教育の専門家としての召喚，②保育所等訪問支援，③大阪府独自の「大阪府の福祉医療人材等活用事業」が最も多い。「大阪府の福祉医療人材等活用事業」での支援学校での相談は，校内で相談ケースを選定し，相談内容により専門家のなかで選ばれると，各学校を通じ大阪府教育委員会と契約したOTに依頼がある。

また大阪府では「外部人材活用」「教育委員会」「学校教諭」モデルが多く，「保育所等訪問支援」での学校訪問支援も急増している。

1. 特別支援教育研究チーム

平成19年（2007年）度の特別支援教育制度の施行に向けて，大阪府士会は「特別支援教育研究チーム」を設立し，実際に学校で活動していた会員が所属し，学校支援に関するOTの視点を紹介した以下のパンフレットを作成した（図1）。

・発達障がいのある児童・生徒への学習および

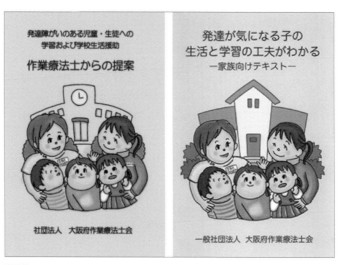

図1 学校支援・家庭支援に関するパンフレット
大阪府作業療法士会HPパンフレットダウンロード〔http://osaka-ot.jp/dl〕

学校生活援助　作業療法士からの提案
・発達が気になる子の生活と学習の工夫がわかる　家族向けテキスト

2. 学校支援グループ

　学校支援グループとして，毎年学校支援に関する研修会や情報交換会を実施している。各ブロックで企画し，保育士を対象とした研修会と学校の先生を対象とした研修会・事例検討会などを，会員の研鑽と公益性活動を目的に経年的に行ってきた。

3. 特別支援教育委員会

　特別支援教育委員会として，「地域子育て人材養成講座」「研修会」を10年計画で経年開催してきた。教育現場からのOTへの要請が増えるのにもかかわらず，発達領域にかかわるOTの人数が限られること，訪問リハや児童デイサービスなどで子どもたちを対象とする他領域のOTの増加がみられることから，「地域子育て人材養成講座」を平成24年（2012年）度より実施し，特別支援教育や地域子育て関連で活躍できる作業療法士の人材育成を行っている。

　中学校区に1人学校支援できるOTを育成・配置することを目標にし，講座のなかでは，当事者団体と協力し実習も設定している。

4. 学校における相談

　学校での相談の特色は，主たる相談者は教員であり教員の相談内容に即した助言や提案が求められることである。その相談内容に応じるには幅広い知識が求められ，その場で変化を引き出すこと期待されることも多い。そのため，フォロー体制の1つとして，前述の講座や定期刊行紙にて希望者を募集し，実際に学校支援にあたっているOTの見学同行を随時受付して実施している。

5. 文部科学省委嘱事業

　文科省委嘱事業で，全国LD（学習障害）親の会を中心にJDDnet（日本発達障害ネットワーク）大阪加盟団体として「発達障害へのサポートツールデータベース」作成した。

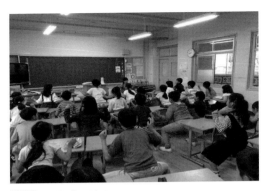

図2 運動プログラム

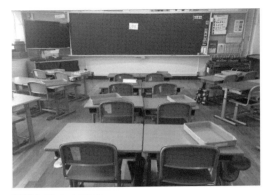

図3 教室席配置

茨木市の「教育委員会のモデル」について

大阪府下の中でも茨木市の「教育委員会モデル」では,①小学校教員の取り組みに対する効果検証への協力,②児童生徒の学習環境のアセスメント,③ユニバーサルな学習環境のための,基礎的環境整備への具体的支援と協働,④児童生徒の個別の合理的配慮への具体的助言を行っている。

そのなかでも①では,小学校教員の発信により地域の大学教員と協働して実践研究を行っている。具体的には,茨木市立小学校の体育の授業で準備体操として行っている体幹を鍛える「運動プログラム」についての効果検証を行った。まずはスモールステップで「運動プログラム」を効果的にできるように教員,児童生徒に指導をした。そして取り組みを開始してからの効果をスポーツテストの結果で検証した。その結果,ほとんどの項目で取り組み後に記録が向上したことが確認できた。

また,次に体幹を鍛えるということであれば,体育のみでなく支援教育の視点の切り口でその「運動」を日常的に広げていこうという方向に話が進んだ。全教員が納得して取り組めることの必要性を感じ,OTが協力して「運動プログラム」が体力向上のみでなく,注意集中に効果があることを示した。

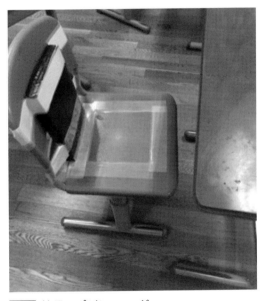

図4 椅子のポジショニング

現在では全学年全クラスが授業前に「運動プログラム」を行っている(図2)。

それらの取り組みやその効果が示されることで,OTとの取り組みに興味をもち,積極的に参加しようとする教師が増えていった。

また,ユニバーサルな基礎的環境整備として,教室の席配置(図3)と全クラスの児童を対象に机と椅子の適合を調査し,ポジショニングを行った。席の配置については,左右列が前を向いたら教員が正面に見えるように配置した。児童生徒が机の位置を合わせられるように印をつけている。

机椅子のポジショニング(図4)については,①

椅子の高さ調整のために膝下から足底までの長さ，②椅子の奥行き調整のために膝裏から腰までの長さについて，2つを測定する時に同時に計測し，各学年の平均値と示した。それにより3月末に次年度の学年が使う教室の机椅子を平均値に合わせておくことを学校行事に組み込み，4月スタートしてからのポジショニングが楽になるようにしている。

また，このような基礎的環境整備としての教室環境整備やポジショニングについては，方法のみではなく，目的と効果をしっかり理解してもらうために，OTが年に2～3回の教職員向けの講演，児童・保護者への講演を行っている。学校現場は管理職を含む職員の移動で，継続してきた取り組みが引き継がれないこともあるため，先述の取り組みを例に学校の行事予定に組み込み，時間も確保され，当たり前の取り組みとなるように，支援コーディネーター，管理職と話し合いを繰り返し進めていった。

まとめ

いろいろな取り組みを紹介してきたが，やはり学校支援は継続性が重要であり，そのためにはOTは教員や他の児童生徒も含めた学校環境を理解することが必要である。理解しようとする姿勢で歩み寄り，理解者であり協力者である立場として信頼を得ることで学校支援は進むという実感がある。府下では教育機関へのOTの常勤雇用の機会が得にくい現状と，地域包括ケアの観点から，配置モデルや領域を問わず，中学校区ごとに学校支援できるOTがいるスタイルを目指している。

この先，こうした取り組みが認められ，府内各学校，全国へもスクールOTとしての立場が確立されていくことを願う。

12 まちのOTとしての学校作業療法

仲間 知穂（YUIMAWARU（株）　作業療法士）

対象領域の概要

「こども支援センターゆいまわる」は福祉型児童発達支援センターとして沖縄県南風原町と南城市，嘉手納町から委託による学校訪問が始まっている（2020年7月）。今回，南風原町と連携した学校作業療法について，具体的な業務内容も含めて紹介する。

南風原町は人口37,800人，保育園17園，幼稚園4園，小学校4校，中学校2校（2021年3月現在）。南風原町の発達支援には乳児検診，専門家の保育園巡回，就学前相談などがあり，その場で対応方法の検討や相談は行ってきた。今回，さらに乳幼児期から就学に向けた効果的な関わり，保育士や教員などの技術と対応力の向上，家庭環境や発達特性の違いにかかわらず，子どもたちが最大限発達できる学校生活の実現，家庭と学校と行政の連携を目的に，①幼稚園，小中学校の学校作業療法士（以下，OT）派遣（教育委員会委託事業），②保育園のOT巡回相談，③親子通園（健康福祉課委託事業）の委託事業が開始となった。

保育園・幼小中作業療法士巡回相談

1回の訪問時間は4時間。2クラスの観察分析（2時間）と分析したクラスごとのフィードバック（2時間）を行う。学校からは事前に相談したいクラスについて紙面で情報を提供してもらう。通常1クラスあたり3〜6名の児童について具体的な相談がある。

作業療法士（以下，OT）は，教員の届けたい保育や教育を実現するために分析を行い，その情報を元に環境調整や提供方法，時間の使い方など，クラス運営について担任が中心に手立てを立案する。相談があった子どもを中心にすべての子どもたちに効果的な方法を検討する。1クラスあたり3回の訪問を基準とし，訪問ごとに教員に遂行度と満足度をつけてもらう。

子どもたちの多様性への対応

クラスには教員が相談にあげた子どもたち以外にも集団生活に不安を抱えている子どもたちがいる。友達と遊べない，お集まりで体育座りが保持できない，授業に集中できない，担任にかまってもらいたくて不安定，片づけや物の管理ができない，など。OTは，相談にあがった子とクラス全体の作業遂行が拡大するような情報提供を意識し，クラス全体に効果的に保育と教育が届くようにする。表は小学2年生への情報提供の内容である。左側に事実と行動の作業遂行分析，右側にクラス運営デザインのポイントが記載されている。デザインのポイントに載せた作業遂行上の問題点と利点は，

学校 おきなわ小学校	届けたい教育	
クラス 2年1組 （　いちろう先生　）　　XX年 5月 30日	❑ 育ち合える友達の関係 ❑ 授業の主体的参加 ❑ 先生との関係	友達同士，互いに影響をしあい，ルールを意識し気付ける関係 姿勢を正したり，落ち着いた行動が取れるようにする。 不安なことを先生に相談できる。改善していくことができる。

【事実】	【解釈】	【デザイン】
＜Aさん＞ △日直で前に立っているときにあくび。△着席後も机の上に置いた 　両腕にもたれる。 ◎先生の口頭指示には反応・返答があるが，▲すぐに後ろを向いて友だちと話す。 ○教科書を見るよう指示に対し教科書を準備するが，▲同時に手遊びも増える。 ▲授業開始時姿勢の固定強い▷過剰努力的 ▲先生から授業課題提示があっても友達との雑談をやめていないが， 　ほぼすべて課題はこなしている。 ○後ろを向いて雑談後，前を向いた瞬間に課題に取りかかる。	→覚醒レベルが低下しやすい →期待されている課題に価値を持っている。 →じっとしている・聞く等，inputメインの行動を求め 　られると不安が高くなるため，予防線として手遊び 　を始める。 →「雑談」と「指示理解」を同時に遂行できる 　（並行処理可能） →視覚情報・聴覚情報を瞬時に統合して， 　状況を理解できる（学習する力が十分ある）	＜先生が現在行っている手立て＞ ❑ 対話でも授業に参加できる機会の提供 　（認められる） ❑ わかりやすい黒板（途中から参加し直 　しても状況が把握しやすい黒板） ＜ポイント：問題点＞ ◆机上動作に過剰な努力を要していて 　授業に集中できずにいる。 ◆姿勢コントロールで苦しんでいる子 　が多い。 ◆長時間動けないことが，勉強への 　集中力を低下させやすい。
＜Bさん＞ ▲授業開始時準備できていない △先生に指摘されふてくされ，わざとダラダラ準備を行う。 ◎先生の口頭指示はよく聞いていて，先生が promoted度に行動を変化させる。 →できないこと，苦手なことは"やらないぞ"とわかりやすい雰囲気を出す。 →できること，注目されていることは「やってるぞ！」自慢もできる。	→準備など予測した行動が苦手。 　しかし本当はちゃんとやりたい！という価値を持っ 　ている。注意されることは本人にとって不本意。 →予測した行動が苦手なため，できないことが急に 　発生することが怖い。でも本当は認められたい！ 　できるようになりたい！という思い有り。 →できることになると必死に頑張れる。	＜ポイント：利点・強み＞ ◆授業に参加しようとする個々の 　努力あり！ ◆先生と子ども達の信頼関係 ◆先生に認められたい！と思う児童が 　多く，先生を注目している。 ◆発表・発言が好き。 ◆授業内容を考える力がある子が多い。
＜Cさん＞ ▲消しゴムを使う時，全身が揺れる。 ▲姿勢：背もたれに依存。体幹左に傾き＋，左足で踏ん張り続ける。 ▲授業中何度か机を持ち上げようとする（力を発揮したい欲求） ◎黒板に書かれたことだけ必死に書き写す。（それ以外に注意が向かな 　い） △友達の発表など全体の流れには全くついていけていない。 △授業内容の理解が追いついていない様子。 （挙手なし・書き写すのみ・課題は遂行せず回答が出るまで待っている）	→姿勢コントロール課題あり 　（上肢の机上動作を保障できていない） →体の内部情報（固有受容感覚）がうまく働 　いていない。力を再確認しないと不安。 →机上課題遂行困難 　（座位保持・鉛筆やノート消しゴムなど細かいものの操 　作に過剰なストレス） →授業が机上動作中心のため，こなすだけで 　必死。授業内容の理解に意識が使えない。 →自分ができることはこなそうと努力。	

相談にあがった子を中心に，クラス全体の子どもたちの作業遂行の拡大にもつながる内容を意識する。この情報から，教員は姿勢保持や机上課題への負担を減らす工夫を考えるかもしれない。発表の場を増やし，担任が認める工夫を考えるかもしれない。複数の選択肢がある情報提供を行うことで，クラス全体に効果的で，実現可能であり，授業など形態が決められた活動に支障をきたさない方法を教員が選択できるようにする。

複雑な家庭環境への対応

家庭環境が子どもたちの学校生活に影響を及ぼすケースも多い。沖縄では2013年に子どもの貧困率が29.9%，同年の全国の貧困率16.3%（国民生活基準調査）と比べてもかなり高い。3人に1人の子どもたちは相対的貧困（その国や地域の水準の中で比較して，大多数よりも貧しい状態）で

あり，安定した生活が保障されていない。

朝ごはんを食べてこられない，学習道具が揃っていない，宿題を見てもらえない，夜寝る時間が不規則，家庭ではずっとYouTubeを見て過ごしているなどの家庭生活は，学校生活にも支障をきたす。授業中寝ている，友達と関係が築けない，無気力，精神的に不安定など学校生活への影響はさらに，学力，進学，不登校，中途退学，自己肯定感，不良行為，進路未決定率，若年無業にも影響を与えることが確認されている[1]。

早期対応が求められるが，沖縄の働く貧困層「ワーキングプア」の割合が25.9%（全国ワースト）からわかるように，親の生活を変えればいいという単純な問題でもない。学校作業療法で重要なことは，子どもの貧困の連鎖を断ち切ることである。家庭生活の影響があっても，学校で子どもの作業（学習・友達との交流・係活動など）を保障することにより，自己肯定感や進学といった広く深く生活への影響を改善することが重要である。

OTは家庭生活の影響で起こっている問題であっても，状況改善に学校の中で対応可能な方法から教員が選択できるよう支える。たとえば，筆箱の中身がいつも入っていない児童に対し，「物を管理できることを教育したい」と希望があったケースでは，学校で筆記用具を揃え，朝必要なものを借り，返却できることを通して管理を学ぶ機会を担任と提供したこともある。

教員と届けたい教育に焦点を当て，遂行上の問題点と利点を整理し，すぐ対応できることから行うことで，家庭の状況の改善を待たずに教育を保障することが，子どもの貧困の連鎖を断ち切るためにも重要なのである。

いじめや人間関係への対応

文部科学省が発表した「問題行動・不登校調査」によると[2]，いじめ防止対策推進法が施行された2013年度の集計以来，認知件数は6年連続で増加。いじめを認知した学校は，学校総数3万7,011校で全体の82.6%にあたる。

学校作業療法ではいじめの解決よりも，作業の提供や環境調整で，いじめが選択されない学級づくりを行う。

いじめの発生については，対人交流と学校作業療法（第Ⅲ章-2）で紹介したような，個人の対人交流技能の問題が集団生活での人間関係構築に支障をきたす場合もある。また，それとは別に，学級内で互いを否定しあっていたり，授業中ヤジを飛ばし続けるなど，学級全体の状態が不安定で，子どもたちが他者を傷つける作業を選ぶ傾向にある場合がある。OTは，いじめや対人関係の問題を「問題」として捉えず，期待されていること，やりがいを感じることが主体的に選択できる学級環境をつくる。

教員と子どもたちが関係性をつくれず，授業中のヤジや友達同士のトラブルが多かった学級への作業療法を少し紹介する。授業中求められる机上課題に対し，子どもたちがやり遂げられず過剰努力を要していた。しかし，学年に求められる授業内容としてその机上課題は必要性もあった。そこで授業時間外にリセットでき，その状況下でも担任と子どもたちが信頼しあえる関係を築くことが必要であった。このケースでは休み時間に担任も一緒に遊ぶプランが立案された。子どもたちの運動や遊びを保障しながら作業バランスを整え，遊びを通して子ども同士と担任が結びついた。

令和2年（2020年）度は，新型コロナウィルス感染症の影響が大きかった。遊びや運動と学習時間のバランスが崩れ作業不均衡な状態や，休校により担任や友達と関係がつくれないまま学級活動がスタートし，互いの関係性が不安定な状況など，前例なく難しい学級運営を担任は求められている。

OTは，これらの作業的不公正の状況を分析し，やりがいのある作業を子どもたちが主体的に選択できる学級環境を教員と調整する。

市町村との連携で重要なこと

作業療法を活用した市町村との取り組みは前例が少なく，事業化することは難しい。その事業を対応する職種がすでに定められていることも多い。OTが参入すること，予算をあげていくには，さまざまな準備が必要である。①実践を通した実績をつくる，②現場の文化と言葉を学ぶ，③市町村のニーズに合わせた事業計画を立てる，④現場のやりたいことを形にする，ことが特に重要である。

1. 実践を通した実績をつくる

作業療法は，問題の対処ではなく，対象者がやりたいことを生活の中で遂行できることである。さらに親や教員が力をもてることも目的のため，介入してから結果がでるまでに時間がかかる。説明だ

けで理解してもらうことも難しい。そのため実践を通して初めて伝わることが多い。保育所等訪問支援事業など、すでにある事業形態で実践を通した実績で、作業療法の必要性を理解してもらう必要がある。

2. 現場の文化と言葉を学ぶ

病院の経験しかないOTが多く、地域に出た際相手にうまく伝わらない、受け入れてもらえない、うまく協業できないといった問題にぶつかるだろう。それは相手に伝わる言葉を学んでいないこと、学校や福祉の文化やルールを知らないことが原因の1つだと思われる。

筆者もボランティアで始めた当時一番の悩みであった。無償でかかわらせてもらい、学校の文化を学んだ。さらに障害児相談支援事業を訪問と同時期に立ち上げ、相談支援専門員の大変さや事業内容を学ぶことで、OTによる保育所等訪問支援の重要性を相談員に伝えることができた。

会社を立ち上げた2016年は、同時にスクールソーシャルワーカーのバイトも行い、学校の中に入ることで学校のルールや教員業務を学ぶことができた。この経験が今、学校や行政に作業療法を伝えることを可能にしている。

3. 市町村のニーズに合わせた事業計画

南風原町の事業委託では先に事業計画は立てず、町がこれまでやってきたこと、効果的に実施できていること、課題となることについて、半年かけてヒヤリングを行った。

保健師が検診などで親身に関われていることや、発達障害の診断がある子には、すでに定期訪問ができてることなど、町が積極的に行ってきたことは資源であり、子どもたちの健康を一緒に考えるうえで重要である。そのうえで未就学から就学にかけて連携が十分にできていない、検診や保育園から情報提供はあるが、就学に向けた取り組

みに活かせていない、保護者と連携が難しい、現場の保育士や教員に対応できる力をつけたいことなどの課題が明確になった。これらの対応を事業計画に入れることで、町のニーズに応えることが可能になる。また、貢献できることで反応も得られやすい。

4. 現場のやりたいことを形にする

現場のニーズに貢献できることも重要である。町の委託事業として開始されても、現場が受け入れるとは限らない。システムが整ったとしても活用されなければ意味がない。外部の委託である利点は、事業の目的に沿えば提供スタイルを変えられる点である。

教員の力をつけるという目的で訪問を校内研修に変更したり、保護者と学校をつなぐ目的でフィードバックに保護者の参加を提案するなど、教員や校長のやりたいことに合わせて取り組むことで、現場から作業療法の必要性が行政に声として上がることも重要である。

まとめ

福祉事業を活用し、学校作業療法の実績を築く過程で必要性が伝わり、市町村委託での作業療法が開始となった。作業療法は問題の原因だけにこだわらず、実現したい生活を家庭、学校、地域のチームとともにデザインできる。貧困問題やいじめなど複雑で多様化したまちの課題に、新たな視点で貢献できる可能性がある。

文献
1) 加藤彰彦, 上間陽子, 鎌倉佐多子, 他（編著）：沖縄子どもの貧困白書. p.30-221, かもがわ出版, 2017
2) 文部科学省：『問題行動・不登校調査ステム構築のための特別支援教育の推進』〔https://www.mext.go.jp/content/ 20201015 -mext_jidou 02 - 100002753_01.pdf〕（2021.4.17参照）

13 まちづくりの視点から考える作業療法

山口 清明（NPO法人はびりす 作業療法士）

なぜまちづくりなのか？

想像してほしい。

あなたのパートナーが病気で苦しんでいたら。

あなたの子どもが障害とともに生まれてきたら。

あらゆる制約を取り払い，自由に夢想してよいなら，どんなまちでどんな暮らしがしたいだろうか。

作業的公正を実現するには？

筆者は，大学院在籍中に指導教員長谷から何度も次のような言葉をかけられた。

「障害と共に生きる子どもや家族の作業を実現するためには，学校への訪問のみならず，社会そのものにも働き掛けていかなれければならない」。

大学院在籍中に，ウィルコック[1]の作業的公正の論文や研究者が，当事者団体とともに社会運動を繰り広げていくアクションリサーチの事例を翻訳する課題が与えられた。その結果，筆者の頭の中を，まちづくりの視点からフレーム化すると図に示すようになる。

ポイントは①から③を順番につみあげるのではなく，①から③を同時に進めていくことだ。

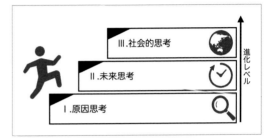

図 療育進化論

①1段目（ステップ1） 原因思考
生活がうまくいかない原因を解決する（従来の方法）

②2段目（ステップ2）未来思考
自分らしく生活を送る（OBP的な視点）

③3段目（ステップ3）社会思考
学校を含めた地域生活，卒後の社会生活の幸福度を上げる（作業的公正の視点）

OTよろず相談窓口

筆者は，地方自治体より委託を受け，作業療法専門相談業務を行っている。いわば作業療法士（以下，OT）よろず相談である。相談の窓口は障害福祉担当課である。

対象者は，子どもや成人といった年齢にかかわらず，市民生活を営むすべての地域住民である。また，保育園や学校の先生，事業所の責任者や企業の人事担当，ハローワークなど，機関としての相談など多岐にわたる。相談内容も特に限定していない。

また，障害者手帳を持っている市民の自宅を一軒ずつ訪ね，お困りごとや相談の掘り起こしなども

表1 事例一覧とまちづくりのヒント

	対象者	相談者	Before	After	作業療法カウンセリング	課題	まちづくりのヒント
胎児期～乳児期	3カ月男児	保健師	「ダウン症で生まれた子どもがかわいくない」,「母乳が上手に飲めない」と,お母さんの気持ちが沈んだまま	母親は相変わらず悲嘆にくれているが,周囲と協力しながら,子どもはどんどん飲んだり動いたり話したり,急成長	オーラルマッサージで子どもの運動を促通。悲しむ作業と,子どもの強みを育む作業を分けた	子育ての孤立化,手取り足取り,子どもを触りながら一緒に考えてくれる人がいない	助産師,OT,保健師がコラボして胎児期から全戸訪問できる。お節介型の仕組み
	未満児1歳半男児	母と保健師	健診でひっかかり続けている。言葉が出ない,目が合わない。母は診断されるのが怖い	医療は後回しにして,今は療育で,大好きなトーマスから,子のコミュニケーションを広げる。	診断や障害の受容よりも先に,子どもの可能性を広げる作業が先。	母親からすると健診でひっかかることは「戦力外通告」	ひっかかる子どもこそ,遊ぶ力や強みを発見発掘できる乳幼児健診に変える
幼児期	年中男児	母/保育士	「絵も字も書けない。このままでは支援学級ですか?」	絵もたくさん描く。年中なのに字も上手に書く	OTが一緒に手を持って,グルグル円を描いた	できないことが「問題」だという認識	結果よりもプロセスを楽しむ子育て文化の育成
	年長女児	母/保育士/療育職員	就学前相談で,「なんとか普通級に入れたい」(母)	ポジティブな気持ちで,「支援級で娘の力を伸ばしたい」(母)	園で観察してみると,本人は丁寧に学びたがっていた	就学判定に子どものニーズが反映されない	意思決定の場で,OTが子どものニードを代弁できる
学童期	小学校低学年女児	母/教師	知的な遅れはないが,保育園から自慰行為が止まらない。学校でも授業中に自慰行為	自慰行為はほとんど見られない。授業中は椅子の裏の人工芝を触りながら学習している	アセスメントした結果,自慰ではなく覚醒水準を保つための行為が習慣化したもの	言葉のラベリングにより,意味のある行動が,問題行動に変換	まち全体で,本人も周囲も幸福感がUPするような,子どもの捉え方をレッスン
	支援学中学年女児	母/教師/事業所職員	下校時に大声をあげ,お友達を叩く。いきなり裸になる。家では父を反射的に叩く	キラキラペットボトルを持って落ち着き,登下校が可能。家庭でも落ち着いてきた	通所先の事業所職員に,視覚支援の方法を伝え,感覚アイテムを作成した	まち全体が視覚的にバリアフリーされていない	日本中の自閉症をもつ家族が移住するような,構造化されたまちづくりを進める
	小学校高学年女児	母/教師	あらゆる配慮をしているが,「私は嫌われている」と言い,行きしぶりや不登校の日々	戦略的に休むことはあるが,「私は将来カウンセラーになる」と言って,通学している	性格特性について,女児とOTが対話した。「その繊細さが将来武器にもなる」	教育プログラムに自分のキャラクターをメタ認知する機会がない	学校教育に作業療法士が入り,自己の特性理解のワークショップなどを行う
青年期	中学生男子	学校	女子を家に連れ込むようになった。学校では浮いている。	すべてにおいて模範的。同級生に尊敬されるようなった	OTが空気の教育が必要と評価。通常級から支援学級へ	「性悪説」に立って問題行動を見るあり方	「性善説」に立って問題行動を見るフレームワーク
	高校生男子	本人	反射的な言動で,常に同級生とトラブルを起こす	トラブルはいっさいなくなった	他校の「鉄道オタク」の生徒を紹介した	マイノリティが孤立化してしまう	友達のマッチング(お見合い)システムを構築する
成人期	18歳男性	母	ずっとひきこもってきた。「これから先も何もできないこの子がかわいそう…」(母)	母は変わらないが,本人は,「勉強のやり直しをしたい。職場見学に行きたい」	役場の相談室で,ガンプラ展を開くことを提案。みんなから感動の声が届いた	学校や仕事からドロップアウトすると,社会的役割まで喪失する	学業や就労だけでなく,社会的役割を遂行する権利を認め,支援を充実させる
	20代男性	企業	腰痛に。「解雇するしかない」(工場社長)	「俺がこのまち1番の職人に育てる」(工場社長)	腰をさするのはヒステリー症状。遂行能力は抜群に高い	適応の視点から,作業が評価されていない	人–環境–作業の視点から一般企業を開拓する
	30代男性	作業所職員/母	あらゆる視覚支援を試してきたが,予定どおりでないと,激しく怒り,器物破損	「うふふふん」最近ニヤついていることが多い。支援者のストレスは大きく減った	「かっこええ」,「男前」,「めちゃ優しいよね」と,彼の横で噂話を習慣化	教育や療育が強度行動障害(強迫性)を生み出している事例が散見	一方通行の視覚支援(させるTEACCH)→早期からPECS(双方向)を導入
壮年期	50代男性	就労支援事業所職員/本人	「殺したい」,「殺してやる」,「殺しに行く」という執着から離れられない	息子に仕送りがしたいから,明日から一般就労で働く。仕事は,続いている	「相手がいなくなったら,何がしたいですか?」と作業の意味を質問した	本人も支援者も原因思考から未来思考へ変換する方法を知らない	原因思考から未来思考への変換を,すべての支援者ができるよう仕組化する
	60代男性	児童相談所職員	教員や相談支援員,児童相談所職員を門前払い(息子が妹への性的なハラスメント)	受け入れは良好,支援プランもすべて一発OK(息子は,人が変わったように穏やか)	父は,息子と同様に,視覚認知が得意で,スライドで説明したら,意図が伝わった	困難事例と呼ばれるケースのほとんどは,困難という思い込み	クライシスが発生しても,その人らしく過ごせる支援計画やチームを作る

行っている。

あなた困りごとは誰かの困りごと

よろず相談に持ち込まれる相談は，1つひとつ具体的に解決していくだけで終わらない。1つひとつのニーズを集積し，そこから必要な仕組みやサービスなどを考えていくことがとても重要である。

誰かが困って相談してきた事柄が，ある1つの支援スキームを生み出すきっかけとなり，できた仕組みが福祉計画に反映され，議会で承認を得て，予算を確保され実際の施策へと落とし込まれていく。その循環が，他の誰かの困りごとの解決につながるのだ。

「あなたが相談に来てくれると，このまちがやさしくなる」

そんな相談の場所があれば，困りごとを抱える人も誇り高く生きていけるはずだ。

相談の風景

作業療法相談のある風景である。静かな午後の相談室で筆者は相談者と向かい合い，デスクに方眼ノート[2]を広げている。

筆者は相談者に尋ねる。

「殺したいんですね」

「殺したいんです」

相談者と筆者は対話を続ける。

「もし相手がいなくなったとしたら，何がしたいんですか？」

相談者も支援者も驚いた顔をして筆者を見ている。

さらに筆者は尋ねる。

「で，殺したんですか？」

「いいえ，殺してないです」

具体的なアクションを書いて終わるという出口を決め，話し合う内容を紙1枚の上でまとめながら，

進めていく。殺したいと思う相手との金銭的確執などが少しずつ語られる。

「今の悩みが晴れたら，私は子どもに仕送りがしたい……」

「なるほど，殺したいという思いを持ちながら，殺さないという行動を選択してきた理由は，親としての責任を果たしてきたからなんですね」

相談者は支援者に付き添われ，涙を浮かべて笑顔で帰っていった。「殺したい，殺しに行く」と訴える相談者の激しい感情表現に悩み，相談を持ちかけた支援者も，原因思考から未来志向へと視点を変換することができた。その視点は支援者が抱えている他のケースにも応用されている。

occupational storyからまちを創るとは？

1. ヒントをアクションに落とすには？

相談事例から蓄積したまちづくりのヒント（表1）は，自治体の第2期生涯安心計画策定に大いに影響を与えた。これらのヒントは計画内容に反映され，次の3年間の施策へ繋がっていくことになる（表2）。

作業的公正のコンセプトがふんだんに盛り込まれた第2期生涯安心計画が議会において承認され，作業療法のまちが産声をあげた。

2. 第2期生涯安心計画のポイントは？

A県B市の生涯安心計画のおもなポイントを3つ述べる。

1）ノーマライゼーション

計画の第一目標はノーマライゼーションである。

障害の有無にかかわらず，「自己実現型の社会の実現」が目的とされ，自己実現を阻む障壁を取り除くために，支援体制の構築やサービスが充実

表2 障害者福祉計画（国）と生涯安心計画（市）

	平成30年度～	令和3年度～	令和6年度～
障害者福祉計画（国）	第5期	第6期	第7期
生涯安心計画（市）	第1期	第2期	第3期

されることが目標として掲げられている。

2) 医学モデルからの脱却

障害の定義を「自分のやりたいことが，やりたいようにできないこと」（作業遂行障害）と定義し，医学モデルから脱却することを宣言している。

3) 縦横無尽の曼荼羅様組織

これまで障害福祉担当課の発達支援センターの一部として行っていた相談業務を，令和3年度から基幹相談支援センター（地域生活支援拠点も含む）として行うこととなった。子育て支援課や地域包括ケア課からも兼務職員を配置し，縦割の組織を取り払った。

自立支援協議会主導型の運営となるように，各部会の縦割り的な配置も廃止した。緻密で立体的な曼荼羅のような配置図が具体的に明示され，各課に共有された。これまでに受付けた相談から浮かび上がった課題とヒントが案で終わることなく具体的に実行される機関ができたということである。

描く未来

作業療法のまちでは，障害の有無や程度にか

わらず，すべての人のGIFTを見つけ，1人ひとりのGIFTを生かすことをまち全体で考えている。それぞれのGIFTに合った教育やサービスがデザインされ開発されていく。また，それぞれの個性の違いについて，早期からお互いに理解し合える教育が届けられる。

すべての人のGIFTが発揮されるように，町内会も企業も商店も事業所も，まち全体がいつもワイワイガヤガヤと試行錯誤を楽しみ，経済的に循環している。

OTは1人ひとりのGIFTというお宝を発掘するトレジャーハンターのような存在で，そのGIFTを売り込むやり手の営業マンとして，日夜地域を飛び回っている。

おわりに

学校作業療法を考える時，まちづくりの視点は欠かせないものである。日本の教育の問題の1つにその組織の閉鎖性があげられるが，これは国の制度設計の問題であって学校組織や教員の問題ではない。であるとすれば，学校と社会を「作業」でつなぐことが，われわれ作業療法士の専門性といえるのではないだろうか。

世界はますます不確実性を増し，世の中は作業療法を渇望している。あとは，われわれの行動の問題であろう。

文献
1) Ann A. Wilcock, Clare Hocking：An Occupational Perspective of Health. 3 rd ed, SLACK Incorporated, p.499, 2014
2) 高橋政史：図解 頭がいい人はなぜ，方眼ノートを使うのか？ p.104, かんき出版, 2014

学校作業療法ガイドブック

発　　行　2024 年 4 月 9 日
編　　集　仲間知穂・友利幸之介
発行者　工藤良治
発行所　株式会社 青海社
　　　　〒113-0031 東京都文京区根津 1-4-4
　　　　根津フェニックスビル
　　　　電話 03-5832-6171
　　　　FAX 03-5832-6172
印刷所　モリモト印刷 株式会社